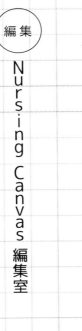

編集

Nursing Canvas 編集室

説明できる

検体検査・
生体検査

アセスメント・ケアにつながる！

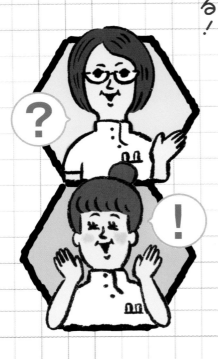

JN050298

Gakken

説明できる 検体検査・生体検査

アセスメント・ケアにつながる！

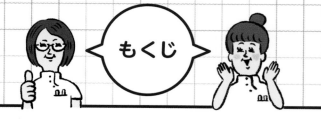

もくじ

1章　検体検査を説明しよう

（監修：杉本由香）

2章　生体検査を説明しよう

(監修：杉本由香)

本書の読み方

その1 のフキダシを音読する 　難易度 ★ ★ ★

本書を最初から順番に読んでいき， のフキダシのところは，声に出してゆっくり読みましょう.

→ 声に出して繰り返し読めば次第に覚えられて，理解できます！

その2 のフキダシを隠しながら読む 　難易度 ★ ★ ★

本書を最初から順番に，🧑‍🦰Q に対する答えを考えながら読んでいきます．このとき，👦A のフキダシは手で隠しておき，読んだ文章やイラストをもとに，🧑‍🦰Q の答えを自分の言葉で言ってみましょう．言えたら手をどかして，答え合わせをします.

→ 答えは一言一句同じでなくてOK！ 自分の言葉で説明しようとすることが大切です.

その3 の答えを，最初から自分の言葉で言ってみる 　難易度 ★ ★ ★

🧑‍🦰Q に対する答えを，最初から自分の言葉で言ってみましょう．自分なりに説明ができたら，本文を順番に読んでいき，自分がきちんと理解して説明できたかを確認しましょう.

→ その1，その2で練習をしてから，ステップアップしていくとよいでしょう.

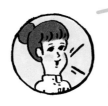

「先生役」と「学生役」に
分かれて，友達同士で
練習するのもよし……

「声に出して説明する」代わりに，
「文章に書いてみる」のもよし……

編集担当：Nursing Canvas 編集室，清井隆司
表紙・カバーデザイン：柴田真弘
表紙・本文イラスト：てぶくろ星人，日本グラフィックス，湯沢知子
DTP：萩原夏弥

1章

検体検査を説明しよう

検体検査のキーワードを説明しよう

検体検査は，患者さんから得られた検査材料（検体）を用いて行う検査のことです．

1. 検体検査の基礎知識について説明しよう！

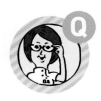

Q 「基準値」と「正常値」の違いは何ですか？

◆ **基準値＝平均値，正常値＝個人にとっての正常な値**

「基準値」とは，「健康な人の集団のなかで，一定の採取条件のもとで検査を行い，統計学的に処理された測定値」です．検査データの95％が含まれる範囲を抽出して，平均化した数値が基準値です．

基準値に採用されなかった残り5％の人も健康ではありますが，平均的ではないために基準値外としています．

つまり，「基準値」はあくまでも「平均値」であり，病気の有無は直接的には関係ありません．病気であっても数値は基準値内に収まる可能性はあるということです．

一方で「正常値」とは「あくまでも，"ある患者"にとって，その値が正常か異常かというものさし」です．1992年以降の国際的なガイドラインの提唱から，現在の臨床現場では「基準値」という表現が一般化されています．

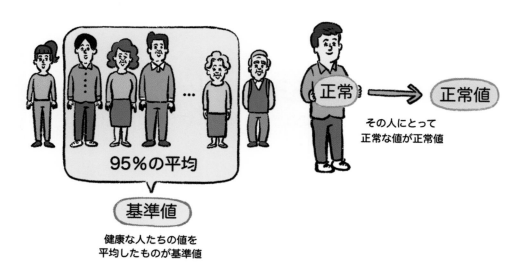

95％の平均

基準値

健康な人たちの値を平均したものが基準値

正常 → 正常値

その人にとって正常な値が正常値

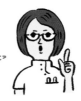

なお，基準値は施設ごとによって多少の誤差があります．
施設の基準値に合わせるようにしましょう．

◆ 測定値に影響を与える原因

検査の基準値が，施設ごと，あるいはその検査に使用

されている測定キットによって異なるだけでなく，測定値に影響を与える要因にはさまざまなものがあります．

● 測定値に影響のあるもの

- 性差，年齢差で基準値が違う場合
- 妊娠，性周期により測定値が変動する場合
- 薬物，運動，喫煙による影響
- 食事内容や食事時間による影響
- 検体保存方法による影響

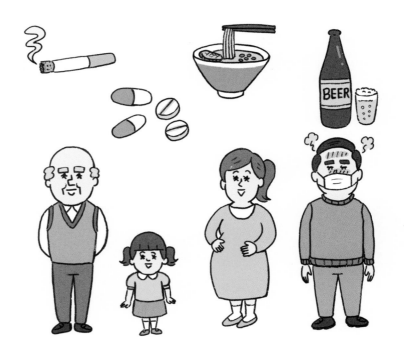

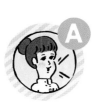

「基準値」はあくまでも「平均値」であり，病気の有無は直接的には関係ありません．病気であっても数値は基準値内に収まる可能性はあります．
一方で「正常値」とは「あくまでも，"ある患者"にとって，その値が正常か異常かというものさし」です．

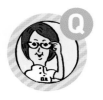

検体を取り扱ううえでの注意点は?

◆ 検体とは

患者さんから取り出した材料を「検体」，その検体で行う検査を「検体検査」といいます．

検体は，以下のことに注意して取り扱わないと検査値に影響を与えてしまう可能性があります．

検体検査では，血液，尿，大便，喀痰や手術によって得られた材料（検体）についてさまざまな検査をします．

正しく検体を取り扱わないと，検査値に影響を与えてしまう可能性があります．

患者さん自身が採取する場合は，検体の取り扱いや注意点をわかりやすく説明します．

● 検体の取り扱いと注意点

- ● 正しい種類の検体容器を準備する
- ● 正しい方法や手技で採取する（採取時間帯，採取量，採取時の患者条件［空腹時，安静時］など）
- ● 尿の検体など患者さん自身が採取する場合は，検体の取り扱いや注意点をわかりやすく説明する
- ● 採取された検体を，正しい方法（例：常温，氷冷など）で保管して，検査室へ搬送する

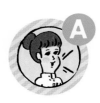

検体の種類ごとに正しい検体容器を準備します．
また，検体採取の時間帯，量，患者条件，さらに検体ごとの
保管方法にも注意が必要です．なお，患者さん自身が採取する
尿検査や便検査などでは，検体の取り扱いや提出方法の
注意点をわかりやすく説明することが重要です．

知識をリンク！ ：**自己採血で簡単に測定できる検査**

診断にかかわる検体検査は，病院や診療所，保健所に届け出された衛生検査所で行われます．

診断に用いるものでなければ，自己採血で検体測定室において検査できます．

自己採血で簡単に測定できるのは，血糖検査，肝機能検査（GOT〈AST〉，GPT〈ALT〉，γ-GTP），血中脂質検査（中性脂肪〈TG〉，HDLコレステロール，LDLコレステロール）です．

とくに血糖は自己血糖測定器を用いて簡単に測定することができます．患者さん自らが血糖自己測定を行うことによって，血糖コントロールを良好に保つことができます．

知識をリンク！ : 検体検査と生体検査

「検体検査」と「生体検査」の違いは，きちんと覚えておきましょう．

検体検査とは，「患者さんから採取した検査材料が検査の対象」となる検査のことをいいます．たとえば，尿検査，便検査，喀痰塗抹検査，血液検査，胸水検査，腹水検査，髄液検査などがこれにあたります．

生体検査とは，「患者さん自身が検査の対象」となる検査のことをいいます．たとえば，心電図検査や内視鏡検査，眼底検査，脳波検査，X線検査(単純検査，造影検査)，MRI検査，CT検査，核医学検査，超音波検査などがこれにあたります．

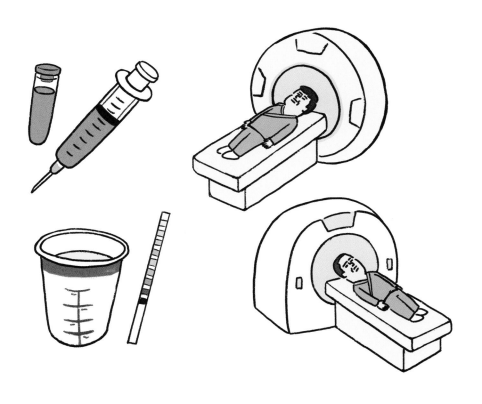

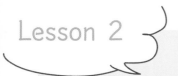

尿検査について説明しよう

尿検査は，体に負担をかけずにさまざまな病気の徴候を知ることができる，極めて有用な検査です．

1. 尿検査の項目と基準値・異常値について説明しよう！

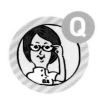 **Q** 尿検査にはどのような種類がありますか？

◆ **尿検査って？**

　尿には，体内で不要となった老廃物をはじめ，さまざまな物質が含まれています．

　尿は腎臓で生成・濃縮されるため，1日の尿量で腎臓の機能を予測することもできます．体内の水分量が少ない場合，腎臓では水分を排泄しないように調整するため，尿量は減少します．逆に体内の水分量が多い場合は，尿として排泄されます．

　疾病により本来尿中には含まれないものが現れてくるため，それらを検査することにより，体内の情報を得ることができます．

　尿の成分は，血液成分をある程度反映するため，腎疾患以外の疾患のスクリーニング（選別）検査として応用できます．

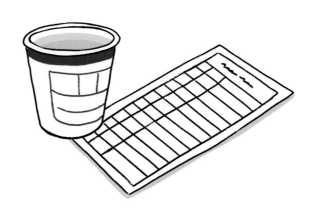

◆ 尿検査の種類と特徴

尿検査の種類には，以下の表に示すものがあります．

体に負担をかけることなく行うことのできる非侵襲的な検査です．

● 尿検査の種類と特徴

尿検査の種類	特徴
定性検査	・異常な成分の存在を調べる（陰性，陽性） ・随時尿．ただし早朝尿（起床後最初の尿）が望ましい
定量検査	・量・数を調べる ・原則的に24時間蓄尿が望ましい
細菌検査	・本来は無菌である尿中の細菌数を算定し，細菌性尿路感染症の有無を判定 ・中間尿．排尿時の最初と最後の尿は採取しない ・細菌を染色して観察する塗抹検査と，細菌を増殖させて観察する培養検査がある
細胞診検査	・尿中の細胞を顕微鏡で検査し，悪性細胞の有無を調べる ・随時尿．早朝尿（起床後最初の尿）は採取しない

尿は簡単に採取できる検体ではあるものの，食事や飲水量などの外的要因による変動を受けやすいことを知っておきましょう．

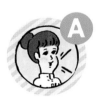

尿検査には，尿の成分を調べる定性検査，尿量・回数を調べる定量検査，尿中の細菌数を調べる細菌検査，尿中の細胞を調べる細胞診検査があります．

採尿方法の注意点は？

◆ **検体の採取方法・保存方法を明確に！**

　尿検査のための採尿方法は数多く，採尿方法（検査前に外陰部を清拭したか，自然排尿か，カテーテルを介しての排尿かなど）や服用している薬剤による偽陽性・偽陰性の反応も少なくありません．

　したがって，検体がどのように採取され保存されたかを明確にしておくことが重要です．

● **採尿方法の種類・採尿方法**

採尿方法の種類		採尿方法
自然尿	全尿 （全部尿）	・蓄尿法により排泄されたすべての尿を用いる
	初尿	・排泄された最初の尿を用いる ・淋菌やクラミジアなどの検出に有効
	中間尿	・排泄された始めの尿や最後の尿を用いず，排泄途中の尿を用いる ・外尿道や腟由来の成分の混入を防ぐために一般的に用いられる ・尿の細菌検査を行う場合には，局所の清拭を行った後に中間尿の採取を行うと，汚染による影響を防ぐことができる
	杯分尿	・排尿時に，前半と後半で2つのコップに分けて尿を採取する ・尿路内における出血や炎症部位の推定に有効
カテーテル尿		・尿道から膀胱あるいは尿管にカテーテルを挿入して採取する ・自然な排尿が困難な場合や，微生物学的検査を目的としている場合に用いられる
膀胱穿刺尿		・膀胱穿刺により採取する ・自然な排尿が困難な場合や，微生物学的検査を目的としている場合に用いられる

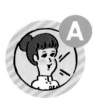

尿検査のための採尿方法は数多く，採尿方法や服用している薬剤による偽陽性・偽陰性の反応も少なくありません．
そのため，検体がどのように採取され，どのように保存されたのかをきちんと確認することが重要です．

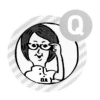

採尿時間による違いは何ですか?

◆ 採尿時間による尿検体の種類

早朝尿(起床時尿)

就寝前に排尿し, 起床後すぐに採取した尿をいいます. 尿中成分の多い濃縮された尿を得ることができます.

尿検査における一般的な採尿は, 早朝第一尿の中間尿です. 入院患者や学童集団検診などで用いられます.

随時尿

任意の時間に採取した尿であり, 外来時に採取される尿の多くがこれにあたります.

早朝尿に比べると希釈されている場合が多く, 尿中の成分はそれだけ少ないものになりますが, 患者さんに時間的制限がなく, また新鮮な尿を検査することができます.

24時間蓄尿

24時間の尿をすべて採取してためることで, 1日の尿量測定や比重測定, クレアチニンや尿糖, ホルモンなどの正確な1日排泄量が測定できます.

当日午前7時から翌朝午前7時までの24時間尿の採取では, 開始時刻である午前7時に排尿した尿は捨て, 次回の排尿から尿を採取します. 排便時に出た尿も採取します.

終了時刻である翌朝午前7時に出た尿は採取します.

全量を測定した後, 全尿を十分に撹拌してから一部を検体として採取し, 臨床検査室に提出します.

● 採尿時間の違いによる尿検体の種類

新鮮尿	
早朝尿	・起床直後に採尿したものである ・pHが酸性に傾き, 濃縮されていて成分を多く含む ・飲水や食事などの影響を受けにくい
空腹時尿	・食後4時間以上経過したときに一度排尿して捨て, その次に排尿したものを採取する ・糖尿病のスクリーニングに適する
食後尿	・食後2時間後に採取する ・軽度の糖尿病の検査に適する
随時尿	・時間に関係なく随時に採尿したものである
時間尿	・定められた時間内の尿を全部採取したものである ・負荷試験や希釈機能試験などで行われる

滅菌コップ使用 → 細菌検査

すみやかに検査室へ

紙コップ使用 → 一般検査

● 24時間畜尿

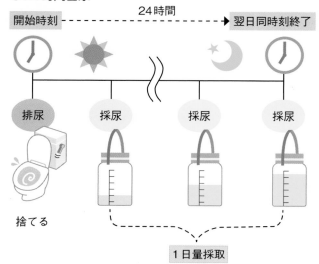

開始時刻 - - - - - - 24時間 - - - - - - → 翌日同時刻終了

排尿　　採尿　　採尿　　採尿

捨てる

1日量採取

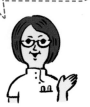

24時間畜尿検査では，腎機能，
1日の尿タンパク排泄量，塩分
摂取量，タンパク質摂取量を
計算することができます.

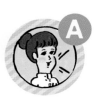

A 検査の目的に応じて採尿時間は異なります.
早朝尿（起床時尿）は入院患者や学童集団検診などで用いられ，
随時尿は外来時に採取され，24時間畜尿は1日の尿量や
尿中成分を調べるために行います.

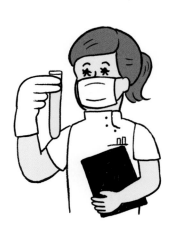

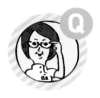

適正な１日の尿量はどのくらいですか？

◆ 尿量とは

尿量とは，１日（24時間）に排泄される尿の「全量」のことをいいます．

尿量は，飲食物や発汗の程度により著しく変動しますが，健康な成人の１日の尿量は1,000〜1,500mL/日です．

● 尿量

多尿	2,000mL/日以上
乏尿	400mL/日以下
無尿	100mL/日以下
頻尿	尿量自体の増加はなく，排泄回数のみが増えること
尿閉	腎機能障害がなく，尿路の通過障害により尿の排泄が停止すること

● 尿量に異常がみられる主な疾患と原因

	主な疾患		原因
多尿	・尿崩症，糖尿病，慢性腎不全の保存期，急性腎不全の回復期，萎縮腎，アミロイド腎，腎盂腎炎，低カリウム血症，高カリウム血症		・尿崩症は脳腫瘍などによる抗利尿ホルモン（ADH）の分泌低下，糖尿病は糖の尿中排泄に伴う浸透圧利尿により，そのほかは尿濃縮力の低下などによって起こる ・低カリウム血症，高カリウム血症は腎性尿崩症の原因ともなる
乏尿・無尿	・乏尿は心不全，急性熱性疾患，高度の嘔吐・発汗・下痢，急性腎炎，ネフローゼ症候群 ・無尿はショック，不適合輸血，重症時の腎炎やネフローゼ症候群など，腫瘍や結石による尿路閉鎖	腎前性乏尿（無尿）	・ショック，出血，心疾患による循環不全，下痢，嘔吐などの循環血漿量の減少，血栓・塞栓などによる両側の腎動脈閉塞など腎への血流が減少して起こる
		腎性乏尿（無尿）	・急性腎炎の初期，慢性腎不全の末期，薬物による腎機能障害など，両側の腎臓に原因があり尿産生が障害されて起こる
		腎後性乏尿*（無尿）	・両側の腎盂尿管がん，膀胱腫瘍による尿管口の閉塞，直腸がん，子宮がんなどの浸潤による両側下部尿管の閉塞など，腎杯から尿管下端までに尿の通過障害があり尿産生が障害されて起こる

* 腎後性乏尿：腎機能は正常で，尿産生があるにもかかわらず体外に排出できない状態を腎後性乏尿（postrenal oliguria）という．前立腺肥大症，膀胱腫瘍，結石症，尿道狭窄などで起こる．

落合慈之，渋谷祐子ほか編：腎・泌尿器疾患ビジュアルブック第2版. p55. 学研メディカル秀潤社. 2017.

健康な成人の１日の尿量は約1,000〜1,500mL/日です．
尿量は腎臓の機能の評価として有用です．

🔑 マストな用語

頻尿

尿の回数が異常に多い状態をいいます．

成人の正常な１日の排尿回数は4〜8回です．１日の排尿回数が10回以上である場合は，頻尿とされます．

水分の過剰摂取や利尿作用のある飲食物の摂取がない場合は，腎や下垂体の機能障害を疑います．

尿が混濁する原因は何ですか?

◆ 尿の混濁原因

正常な尿の色調は，淡黄色～淡黄褐色です．これは，ウロクロム（ビリルビンに由来する）によるものであり，病的な着色物質や薬剤投与による着色尿との区別が必要です．なお，排尿直後の正常尿には，混濁はみられません．

尿が混濁する原因としては，細菌や白血球の増加（膿尿，細菌尿），血尿，乳び尿，塩類の増加，糞便の混入などがあります．

尿を放置しておくと各種の塩類が析出して，混濁を生じる恐れがあるため，採尿時に確認しておく必要があります．

● 主な尿の色調の種類とその原因

色調	原因
水様～淡黄	希釈尿（多飲や尿崩症）
濃黄～橙	濃縮尿，ビリルビン尿（軽度），ウロビリン尿（大量）など
茶～黄褐	ビリルビン尿（大量）など
赤～赤褐	血尿，ヘモグロビン尿，ミオグロビン尿，ポルフィリン尿など

● 血尿

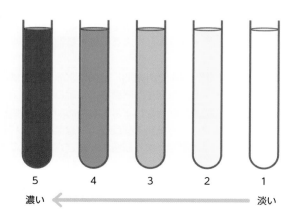

| 5 | 4 | 3 | 2 | 1 |

濃い ← → 淡い

腎・泌尿器疾患の診断・治療において，血尿は重要な兆候となります．血尿は本人が見て気づく肉眼的血尿，および尿潜反応，または顕微鏡的血尿に大別されます．

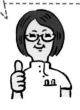

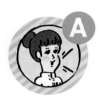

A

尿の混濁原因は，細菌や白血球の増加（膿尿，細菌尿），血尿，乳び尿，塩類の増加，糞便の混入などがあります．
正常な尿の色調は，淡黄色～淡黄褐色です．

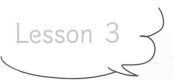

便検査について説明しよう

疾患によっては，特徴的な色や形状を示すため，注意深い観察が重要です．

1．便検査の項目と基準値・異常値について説明しよう！

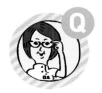

便の性状からわかる疾患には，
どのようなものがありますか？

◆ 便の性状とは

便は体の調子を判断する身近なものです．
成人の正常な便は有形軟便で，色は胆汁に含まれるビ

リルビンが腸内で変化したウロビリノーゲンなどにより
黄褐色になります．
便の性状の観察は，疾患の発見に重要です．

● 便の性状から考えられる疾患とその原因

性状		考えられる主な病態・疾患	原因
白色便		閉塞性黄疸	・閉塞性黄疸では胆汁が腸内に流れないため，便に色がつかず白い便となる
タール便（黒色便）		上部消化管出血	・胃や十二指腸から相当出血しているときにみられる特徴的な黒っぽい便で，胃酸と血液が混合することで生じる．黒色便ともいわれる
粘血便		下部消化管出血	・暗赤色の血便に粘液が混じっている便 ・大腸からの出血，潰瘍性大腸炎，薬剤による大腸炎などが疑われる
水様便		急性腸炎	・水分を多く含んだ塊のない水のような便

下痢便で灰白色の場合はロタウイルスやコレラが疑われます．「米のとぎ汁様」とも表現されます．

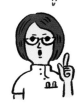

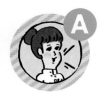

タール便（黒色便）は上部消化管出血，白色便は閉塞性黄疸，
粘血便は下部消化管出血の可能性が考えられます．
正常な便の色調は黄褐色です．

マストな用語

ブリストル排便スケール

　1997年に英国ブリストル大学Heaton博士が提唱した，大便の形状と硬さで7段階に分類した指標です．便秘や下痢の診断項目の一つとして使用されています．

　ブリストルスケールのタイプ3から5までが正常な範囲の便とされ，タイプ4にあたる適度な軟らかさを持ち，ソーセージ状やとぐろを巻いた形の便が理想と

されています．このような便の表面は滑らかで，苦労せずスルッと排便することができます．

　排便管理を行うにあたっては，個々に応じた対応をする必要があるため，毎日の記録が重要になります．情報の共有のためには，このような指標の活用が便利です．

●ブリストル排便スケール

便秘傾向	タイプ1	コロコロした固い便（通過しにくく，黒くなることがある）	
	タイプ2	ゴツゴツした固い便	
正常な便	タイプ3	表面にひび割れのあるソーセージ状（黒くなることもある）	
	タイプ4	ソーセージ状やヘビのようにとぐろを巻く便で滑らかで柔らかい（平均的な便）	
	タイプ5	柔らかい小塊で，形がはっきりしている	
下痢傾向	タイプ6	小片が混じって周囲がデコボコした泥状の便（下痢気味）	
	タイプ7	全体が水様で固形物がない便（下痢気味）	

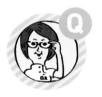

便検査にはどのような種類がありますか?

◆ 便検査の種類

　便を用いた検査は,「便潜血検査」「寄生虫・原虫検査」「培養検査」に大別されます.

　糞便中に含まれる血液のヘモグロビンの化学作用や抗原性を利用して消化管出血の有無を調べる「便潜血検査」と,糞便中から虫体や虫卵,原虫嚢子などを直接検出する「寄生虫・原虫検査」,持続性または重症な下痢の場合に病原微生物の検査として行われる「培養検査」があります.

● 参考　大腸からの出血原因

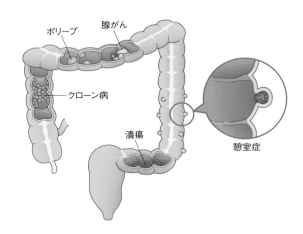

● 便検査の種類と目的

種類	目的
便潜血検査	・消化管出血の検出（とくに大腸の出血の検出に有効） ・消化器におけるがんや潰瘍などの消化器病の発見（とくに大腸がんやその前駆症である大腸ポリープのスクリーニング検査として重要）
寄生虫・原虫検査	・マラリア,赤痢アメーバ,アニサキス症,ランブル鞭毛虫,犬回虫症などの原因寄生虫・原虫の検出. ・海外渡航の増加や生活環境の変化により増加している
培養検査	持続性または重症の下痢の場合に病原微生物の検査として行われる

便検査には,「便潜血検査」,「寄生虫・原虫検査」,「培養検査」があります.
「便潜血検査」は便に血液が混じっているかどうかを調べる検査です.
「寄生虫・原虫検査」は,回虫など寄生虫の便に混ざった卵を顕微鏡でみつけるために行われます.
「培養検査」は病原微生物の検査として行われます.

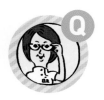

Q 便潜血検査における
検体の取り扱ううえでの注意点は?

◆ 検体の取り扱い

便の中には，腸内細菌，各種プロテアーゼなどが存在するため，採便容器内でもヘモグロビンは分解・変性していきます．そのため，その日のうちに検出を実施します．

採取した便の保存期間は，容器に入れてから4℃で1週間です．

間欠的な出血や少量の出血では，便中に均等に血液が混入しているわけではないため，2日間以上の連続検査を行います．

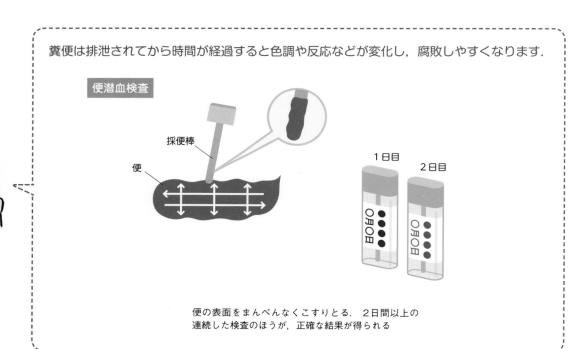

糞便は排泄されてから時間が経過すると色調や反応などが変化し，腐敗しやすくなります．

便潜血検査

採便棒

便

1日目　2日目

便の表面をまんべんなくこすりとる．2日間以上の
連続した検査のほうが，正確な結果が得られる

● **患者さん自身で採便する場合の注意点**

● なるべく新しい便を採取し，提出してもらう

● 便が洗浄水や尿に浸からない工夫を行う(採便専用シートの利用など)

● 便の量が多すぎても少なすぎても正しく検査できないため，適量(検体提出の場合は，溝が埋まる程度)を採取する

● 採取した便は1回だけ容器に入れ，キャップをしっかり閉める

● 容器内に水を加えたり，中の液体を捨てたりしない

● 生理中は採便を行わない(女性の場合)

● 採便後に提出するまで時間がかかってしまう場合は，容器を冷暗所に保存してもらう

● ラベルに氏名と採便日時を記入する

● **参考　糞便の採取のしかた**

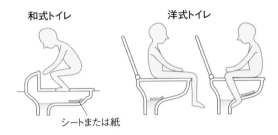

和式トイレ　　　洋式トイレ

シートまたは紙

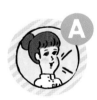

排便後の便中のヘモグロビンは不安定なため，
その日のうちに検出を実施します．
採取した便の保存期間は，容器に入れてから4℃で1週間です．
2日間以上の連続した検査のほうが，正確な結果が得られます．

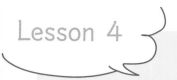

血液検査について説明しよう

血液検査は，血液の病気はもちろん，全身の状態を把握するために欠かせない検査です．

1. 血液検査の項目と基準値・異常値について説明しよう！

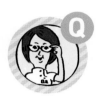

血液検査の目的は何ですか？

◆ **血液検査の分類と目的**

　血液検査は，細かい検査項目に分かれているため，患者さんの病態から疑わしい疾患に関連する項目を選択して採血を行います．

　血液検査の項目には，血液学検査や生化学検査，輸血・免疫に関する検査，細菌・微生物検査など多くの種類があります．

● **血液検査の分類と目的，検査項目**

分類		目的	検査項目	真空管採血管添加物
血液一般検査	血球検査	・末梢血液中の血液細胞の算定 ・赤血球に関連する項目による貧血の状態の判断 ・血小板に関連する項目による一次止血の状態の判断など	・赤血球数，Ht (ヘマトクリット)，Hb (ヘモグロビン) ・MCV (平均赤血球容積) ・MCH (平均赤血球ヘモグロビン量) ・MCHC (平均赤血球ヘモグロビン濃度) ・網 (状) 赤血球数 ・白血球数 ・血小板数 ・出血時間	抗凝固薬 (EDTA-2K)
	凝固・線溶系検査	止血にかかわる外因性凝固因子などの状態の判断	・PT[1] (プロトロンビン時間)，PT-INR[2] (プロトロンビン時間国際標準化比) ・APTT (活性部分トロンボプラスチン時間)	抗凝固薬 (クエン酸ナトリウム)
		血栓の溶解にかかわる線溶系の状態の判断	FDP (フィブリノゲン分解産物)	抗プラスミン薬

(続く)

分類	目的	検査項目	真空管採血管添加物
生化学・血清検査	血清中の生化学物質の測定により，生体内の代謝の状態を判断	・血清総タンパク ・血清タンパク分画 ・電解質 ・BUN（尿素窒素） ・尿酸 ・Cr（クレアチニン） ・eGFR（推算 GFR） ・血中脂質 ・血清酵素 ・ホルモン	凝固促進薬 （血清分離時間短縮のため）
		・血糖値 ・HbA1c	抗凝固薬・解糖阻止薬
免疫血清検査	抗原抗体反応を利用して，各種感染症の抗原・抗体の検出や膠原病などにおける自己抗体を検出	・免疫グロブリン ・補体 ・CRP（C反応性タンパク） ・自己抗体 ・腫瘍マーカー	凝固促進薬 （血清分離時間短縮のため）

※1 PT：正常値10〜13秒程度
※2 PT-INR（プロトロンビン時間国際標準化比）

$$INR = \left(\frac{患者PT}{正常PT} \right)^{ISI}, \quad 正常値1.0$$

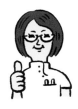

1回の採血から数10項目にわたった測定をすることができます．
赤血球や血色素から貧血の程度を，白血球の多さから炎症の程度などを把握します．
また，赤血球や白血球などの形態に異常がないかなども検査します．

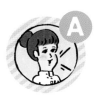

血液検査は，採取した血液を検査することにより，
①病態・疾患の把握，②感染徴候の有無，③循環動態，
④代謝の変化などといった，これからの治療やケアに重要な
要素を知ることができます．

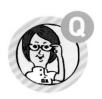

血液検査の値に影響を与える因子には どのようなものがありますか？

◆ 血液検査値に影響を与える因子

身体内でのホルモンバランスや酵素などは，運動や食事，服薬などにより日内変動し，代謝に影響します．これらの変動因子が採血に影響し，本来の身体反応を見誤る可能性があります．

さらに同じ患者さんのデータであれば，測定時間もばらつきがないほうが比較しやすくなります．

なお，採血は，身体の基礎代謝が安定しており，食事や点滴を行う前である，**起床時の空腹状態で行います**．

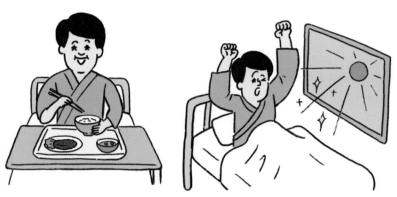

● 血液検査値に影響を与える生理的・物理的因子

生理的因子	①食事の影響	・食後に上昇するものとして，血糖，中性脂肪，インスリン，胆汁酸，β-リポプロテインなどがある
	②運動の影響	・運動後に上昇するものとして，筋肉から産生されるクレアチンホスホキナーゼ(CPK)，アルドラーゼ，AST(アスパラギン酸アミノトランスフェラーゼ)，LDL(乳酸脱水素酵素)，乳酸などがある
	③日内変動によるもの	・ビリルビン，ヘモグロビン，血清鉄，電解質，コルチゾール，ACTH(副腎皮質刺激ホルモン)など
物理的因子	①溶血による影響	・採血にあたり，細い針を使用したり，強く吸引すると溶血をきたす ・溶血によるヘモグロビンが影響するものとしては，総タンパク，クレアチニン，尿酸がある ・偽上昇をきたすものとして，LDH，アルドラーゼ，血清鉄，酸ホスファターゼなどがある
	②採血時間の延長	・採血時間が3分以上かかる場合は，針の刺入部から組織液が入って血液が固まりやすくなり，血液凝固因子の測定結果に影響を及ぼす

血液検査の値は食事や検査時間で数値に大きく影響します．
食事の前後で大きく変化する数値は「血糖値」と「中性脂肪」です．
血清鉄(Fe)は朝高く，夕方に低値を示します

採血方法・採血針の種類は
どのように選択しますか？

◆採血方法の選択

病棟で行われる採血の方法には，主に①静脈血採血，②毛細血管血採血，③動脈血採血，④中心静脈採血があります．

採血方法の選択は，採血管の本数や穿刺する血管などに合わせて検討します．現在は安全性などの点から，真空管採血が多く行われています．

①静脈血採血

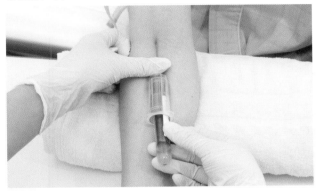

肘正中皮静脈などの末梢静脈から採血します．各種検査に用いられます．

②毛細血管血採血

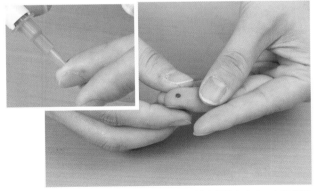

指先や耳朶（耳たぶ）の毛細血管から微量の血液を採取します．血糖値測定で用いられます．

③動脈血採血

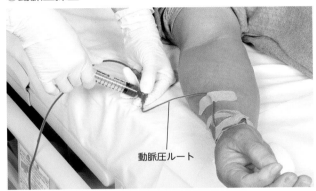

動脈圧ルート

大腿動脈，上腕動脈，橈骨動脈などの動脈を直接穿刺して行うものと，動脈圧ルートから採血するものがあります．動脈を穿刺するものは，原則，医師が行います．
酸素飽和度の測定など，血液ガス分析に用いられます．

④中心静脈採血

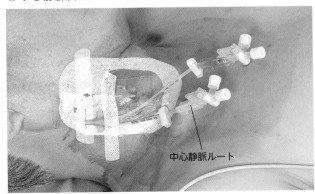

中心静脈ルート

末梢静脈からの採血が難しい場合に，輸液ルートとして使用している中心静脈ルートから採血することがあります．

◆ 採血針の選択

真空管採血では，患者さんの血管の状態に合わせて穿刺針を検討します．

血管が太く，容易に穿刺できる場合は直針を選択します．反対に血管が細く，逆血を確認しながら穿刺する必要がある場合には翼状針を選択します．

採血の針は21〜23Gを使用します．23Gより細い針だと溶血（赤血球が破壊され，ヘモグロビンが赤血球の外に出てしまっている状態）を起こすため使用してはいけません．

● **血管が太く容易に穿刺できる場合→直針**

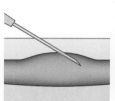
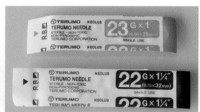

● **血管が細く，逆血を確認しながら穿刺する必要がある場合→翼状針**

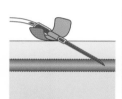
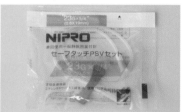

● **血管が細い場合や真空管の陰圧では血液がスムーズに吸引できない場合→シリンジ採血**

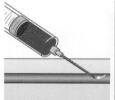
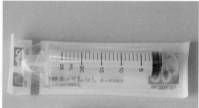

採血の針の太さは，21〜23Gを使用します！これ以下の細い針だと「溶血」を起こす可能性があります！

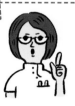

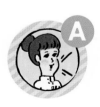
採血方法の選択は，採血管の本数や穿刺する血管などに合わせて検討します．
現在は安全性などの点から，真空管採血が多く行われています．
静脈血採血で使用する針は，21 〜 23G（ゲージ）が一般的です．

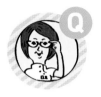

採血に適している部位はどこですか?

◆ 採血部位

採血に適している部位は，上肢であれば下図の②橈側皮静脈と③尺側皮静脈が肘窩のところで交通する，①肘

正中皮静脈が採血の穿刺部位の第一選択になります．

患者さんの状況と状態をきちんとアセスメントし，穿刺部位を選択します．神経や動脈がある部位は避けます．

● 肘正中皮静脈

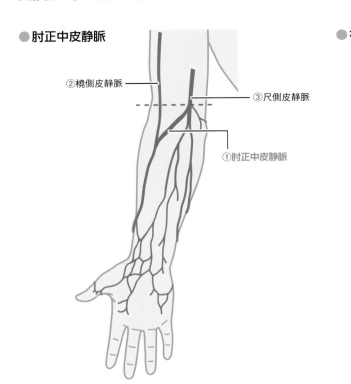

- ②橈側皮静脈
- ③尺側皮静脈
- ①肘正中皮静脈

● 神経と動脈の走行

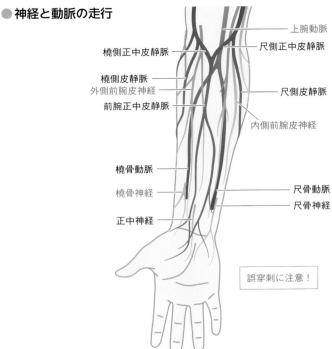

- 上腕動脈
- 橈側正中皮静脈
- 尺側正中皮静脈
- 橈側皮静脈
- 外側前腕皮神経
- 前腕正中皮静脈
- 尺側皮静脈
- 内側前腕皮神経
- 橈骨動脈
- 橈骨神経
- 尺骨動脈
- 尺骨神経
- 正中神経

誤穿刺に注意！

● 採血を避けるべき部位

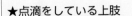

★点滴をしている上肢
★骨折や外傷，熱傷などの損傷がある周囲
★内シャント造設側
★静脈瘤のある周囲

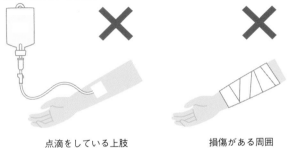

点滴をしている上肢　　　損傷がある周囲

点滴部位より中枢側で採血をすると，薬液が混入し正確な検査データが得られません．
中心静脈栄養の場合，薬液は心臓に向かいますので，左上肢での採血が可能です．

◆ 駆血帯の巻き方

駆血帯は**肘関節から5〜10cm中枢側**に巻きます．静脈血採血では，3分以上駆血すると循環障害や血液成分の変化が生じるため，駆血帯を巻いている時間は1分以内を目安とします．

強く巻きすぎると血液流入が停止し，血管の怒張が不十分で脈が触れないことがあります．駆血帯を巻く強さは，動脈の血流を妨げず，静脈の血流を適度にさえぎることのできる40mmHg程度が適切とされています．

駆血帯がゴム製の場合は，事前に患者さんにラテックスアレルギー（p.25 **注意** 参照）がないか確認しておきましょう．

刺入角度

静脈血採血の場合は，針の刺入角度は皮膚に対して10〜30°で行います．

刺入角度が大きすぎると血管を貫通してしまう可能性があるため，注意が必要です．

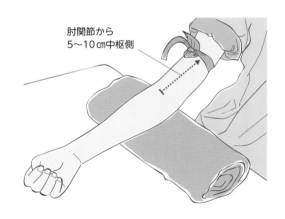

肘関節から
5〜10㎝中枢側

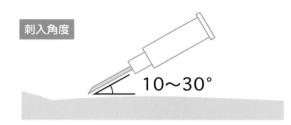

刺入角度

10〜30°

● 駆血帯のNG

NG1 肘付近に巻いてはイケナイ	穿刺部位が近いために汚染してしまう可能性や，上腕骨内側上顆・外側上顆を巻き込むことで，駆血の効果が弱くなる
NG2 強く巻き過ぎてはイケナイ	強すぎる駆血は，血管の虚脱をまねきます．血管は拡張するものの，血液の量は増えない
NG3 1分以上巻き続けてはイケナイ	駆血帯の締めつけにより，カリウム値の上昇など，検査値に影響が生じる

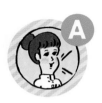

患者さんの状況と状態をきちんとアセスメントし，穿刺部位を選択します．上肢の第一選択は，橈側皮静脈と尺側皮静脈が肘窩のところで交通する肘正中皮静脈が採血の穿刺部位です．点滴をしている上肢や骨折や外傷，熱傷などの損傷がある周囲などは採血を避ける部位にあたります．

知識をリンク！ ：真空管採血の手順

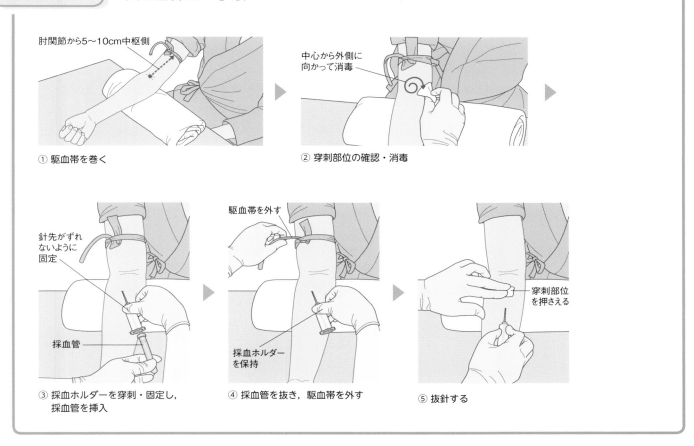

肘関節から5〜10cm中枢側

① 駆血帯を巻く

中心から外側に
向かって消毒

② 穿刺部位の確認・消毒

針先がずれ
ないように
固定

採血管

③ 採血ホルダーを穿刺・固定し，
採血管を挿入

駆血帯を外す

採血ホルダー
を保持

④ 採血管を抜き，駆血帯を外す

穿刺部位
を押さえる

⑤ 抜針する

注意

ラテックス（ゴム）アレルギー

駆血帯を巻く前に，必ず患者さんに「ラテックス（ゴム）アレルギー」がないか，事前に確認しておきましょう！
ラテックスアレルギーがある場合は，ラテックスフリー（非ゴム製）の駆血帯を使用します．もしラテックスフリー
のものがない場合は，駆血帯を寝衣の上から巻くなどしてもかまいません．

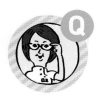

検体の保存上の注意点は何ですか？

◆ 検体が影響を受ける要因

検体の測定結果はさまざまな要因の影響を受けるため，検体の保存は，**検体ごとに適切に行います**．

たとえばカリウム(K)は，遠心分離をしないで全血のま ま放置された場合，赤血球から漏れ出す内容物によって種々の検査値が影響を受けることあります．

検体採取の状態や保存方法により受ける影響は下記の通りです．

● 検体採取の状態や保存方法により受ける影響

採血時の溶血	血球中の成分が出てしまうため，LDH (乳酸脱水素酵素)，AST (GOT)などが本来よりも高い値(偽高値)になる
全血の検体を長時間室温に放置	赤血球の解糖作用により，血糖値は1時間で約10％低下するため，血糖測定の場合には抗凝固薬と解糖抑制薬が添加された採血管を用いる
全血のまま冷蔵保存	血球からカリウムが出て偽高値になる
室温放置	低下：CK (クレアチンキナーゼ)，TG (中性脂肪) 上昇：乳酸，アンモニア，遊離脂肪酸，ピルビン酸，無機リン，酸性ホスファターゼ

検体の保存は，測定結果が正しく出るように検体ごとに適切に行うことが必要です．

知識をリンク！ ：検体検査に伴う医療事故防止と安全

- 検体検査にかかわる医療事故には，検体採取の患者間違い（ネームラベル間違い）や検査項目間違い，結果判定の間違い（単位の読み間違い）などがあります．
- これらを防ぐために，正しい指示票の照合や患者さんにフルネームで名乗ってもらう，ネームバンドを確認するなどの決められた手順を順守することが重要です．

ネームバンド

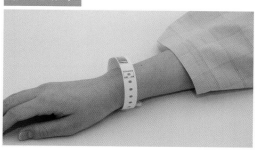

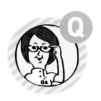

Q あらかじめ抗凝固薬が入っている採血管と，
そうでない採血管の違いは何ですか？

◆ **採血試験管の種類と用途**

検査項目によっては，血液を凝固させて検査するものと，凝固すると検査できないものがあり，項目により採取した血液（全血）・血漿・血清を使い分けます．

採血管には，血液が固まらないようにする薬（抗凝固薬）があらかじめ入っているものと，そうでないものがあるため，検査項目によっては数種類の採血管での採血が必要となります．

採血管にはさまざまな種類があり，検査項目に応じた薬剤が入っており，キャップが色分けされています．

血球数（血液細胞数）を数える場合は，抗凝固薬入りの採血管が使用されます．抗凝固薬とは文字通り，血液の凝固を防ぐための薬剤です．

電解質や中性脂肪，梅毒抗体，交差適合試験などでは，血清で検査するため，抗凝固薬は使用しません．抗凝固薬なしで採取された血液は，通常は室温で凝固します．

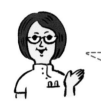

凝固した血液は，遠心操作により上清部分の血清（血餅以外の血液成分）と
下層部分の血餅（血球成分と凝固因子が集まり固まったもの）に分けられて検査します．

● **主な採血用試験管の種類の例**

検査項目	薬剤	
凝固系検査	3.2%クエン酸ナトリウム	抗凝固薬
赤血球沈降速度	3.8%クエン酸ナトリウム	
生化学検査，血液ガス	ヘパリン	
血液学検査（血球数）	EDTA	
血糖検査	フッ化ナトリウム	解糖阻止薬

◆ 真空管採血の順序

真空管採血を複数の採血管で行うとき，凝固系検査用の採血管は2番目以降にしたほうがよいといわれています．

凝固系検査の採血管を最初にすると，穿刺時に組織液が混入し，組織液に含まれる凝固因子によって，検査値に影響が出る可能性があるためです．

真空管採血では，たとえば①凝固しても問題のないもの，つまり血清で検査する生化学検査用の採血管，②凝固検査用の採血管，③④凝固すると問題が生じる血算検査や血糖検査用の採血管の順で行う場合があります．

● 真空管採血の順番の例

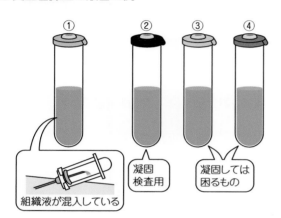

①
②
③
④

組織液が混入している
凝固検査用
凝固しては困るもの

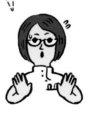

ただし，一般的に採血管の順序には施設ごとの基準があります．検査の種類や優先度によって変更される場合もあるため，注意して確認しましょう．

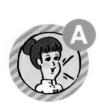

A

検査項目により，血液を凝固させて検査するものと，凝固すると検査できないものがあります．
抗凝固薬入りの採血管は，血球数を数える場合や血糖測定の場合に使用されます．
抗凝固薬を使用しない採血管は，電解質や中性脂肪，梅毒抗体，交差適合試験などで使用されます．

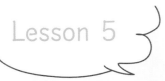

穿刺液検査について説明しよう

穿刺液検査は，生体内に貯留した液を穿刺して採取し，さまざまな性状を検査するものです．

1. 穿刺液検査の種類と目的について説明しよう！

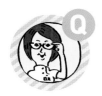 穿刺により採取される検体には
どのようなものがありますか？

◆ 穿刺液検査とは

穿刺(せんし)とは，体液を取り除くために腹腔等に針を挿入することです．

穿刺液検査は，生体内に貯留した液を穿刺して採取し，さまざまな性状を検査するものです．

穿刺では，内容物を吸引・排出することができ，さらに経路を通じて薬物を投与できるため，検査と同時に治療を兼ねることができます．

● 穿刺液の種類と検査の目的

検体	胸水	腹水	脳脊髄液	骨髄液
採取方法	胸腔穿刺	腹腔穿刺	腰椎穿刺	骨髄穿刺
検査の目的	細菌・病理・生化学検査を行って病因を判定	出血の有無や性状の確認，病理診断・細菌検査	脳・脊髄の炎症，腫瘍，脳血管疾患の診断	骨髄の造血機能や病変の判定(白血病などの血液疾患の診断・がんの骨髄転移)

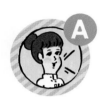

穿刺液検査は，生体内に貯留した液を穿刺して採取し，さまざまな性状を検査するものです．
採取する穿刺液には，胸水，腹水，脳脊髄液，骨髄液などがあります．

マストな用語

侵襲性／非侵襲性

　侵襲性が高いとは，生体に与える損傷が大きいということで，穿刺や切開を伴う検査や手術にあてはまります．

　たとえば，乳がんの検査で侵襲性が高いのは，穿刺を伴う細胞診です．細胞診には乳頭からの分泌液を採取して行う分泌液細胞診と，病変に細い針を刺して細胞を吸引して行う穿刺吸引細胞診があります．

　一方，触診や，造影を伴わないMRI検査，超音波検査，マンモグラフィは非侵襲的な検査となります．

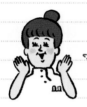

侵襲性が少ないと判断される検査・治療などに関しては口頭で説明しますが，手術・麻酔，輸血，その他侵襲性があると判断される検査・治療を行うにあたっては，文書（診療行為等に関する同意書）を用いて情報を提示し，説明します．

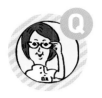

胸腔穿刺の目的は何ですか?

◆ 胸腔穿刺とは

胸腔は，横隔膜より上部で肺と胸壁と横隔膜に囲まれた空間で，縦隔で左右に分かれます．この胸腔内に貯留する液体を胸水といい，健常な人でも10mL程度存在しています．

胸腔穿刺(胸水の採取)は，診断検査に必要な胸水を採取することを目的に行われます．また，胸水を吸引・排出することで，胸痛や呼吸困難などの圧迫症状を一時的に軽減することができます．

そのほか，胸水や膿を抜くための排液，胸腔内の空気を排除して減圧する脱気も行われます．

● 胸水の検査からわかること

一般検査	・タンパク濃度・LDH：漏出性と滲出性の鑑別 ・グルコース：がん性胸膜炎，結核性胸膜炎，細菌性肺炎にともなう胸水など ・腫瘍マーカー：それぞれのがんに特異的な腫瘍マーカーが上昇 ・補体価・LE細胞・リウマチ因子・抗核抗体：自己免疫・アレルギー疾患
細胞診検査	・がん性胸水では，がん細胞の検出
細菌検査	・感染症の起因菌の判定

● 胸腔穿刺による胸水の採取

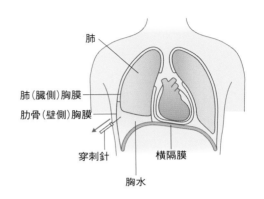

肺
肺(臓側)胸膜
肋骨(壁側)胸膜
穿刺針
横隔膜
胸水

肋骨(壁側)胸膜と肺(臓側)胸膜の2枚の胸膜間の胸腔内に穿刺針を刺入して，貯留液(胸水)を吸引していきます！

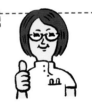

● 胸腔穿刺により起こりうる合併症

● 気胸，血胸，皮下気腫，皮下出血，血管迷走神経反射症状(低血圧，徐脈，失神など)

● 肺・膵臓・肝臓の穿刺による組織損傷

● 感染

● 大量排液による栄養低下，急速な排出・脱気による肺水腫または低血圧

● まれではあるが，局所麻酔薬によるショック

胸腔穿刺は，胸腔内の空気や液体を体外に排出するための手技で，診断検査に必要な胸水を採取することと，排液，脱気を目的に行われます．

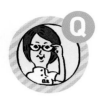

胸腔穿刺の援助のポイントは何ですか?

◆ 胸腔穿刺の手順とポイント

胸腔穿刺の穿刺部位は，目的が脱気か胸水の採取かによって異なります．

脱気の場合は，中鎖骨線上第2・3肋間で，胸水の採取の場合は，中腋窩線上第5・6肋間または後腋窩線上第7・8・9肋間です．

● 検査の流れ

検査前
・穿刺部からの感染を予防するため，検査当日は入浴禁止

検査中
・肺の穿刺の予防のため，穿刺時は呼吸を一時止める
・穿刺前に患者に穿刺中は咳嗽や深呼吸はしないこと，体を急に動かさないことを伝える
・穿刺針が刺入されたら，咳嗽や呼吸苦の出現など呼吸状態の変化に注意して観察する
・穿刺により急に咳嗽が出現したら肺穿刺を疑う

検査後
・穿刺針を抜去し，止血を確認して滅菌ガーゼで圧迫固定する
・終了後1時間は安楽な体位で安静を保持する

● 穿刺部位

排液の場合

・中腋窩線上第5・6肋間
・後腋窩線上第7・8・9肋間

脱気の場合

・中鎖骨線上第2・3肋間

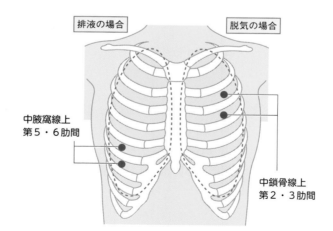

排液の場合　　　　脱気の場合

中腋窩線上
第5・6肋間

中鎖骨線上
第2・3肋間

● 穿刺時の体位

排液の場合

・坐位，起坐位，半坐位

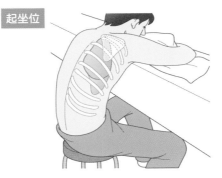

起坐位

肋骨間を広げるため起坐位では上体を前方にやや傾けて
オーバーテーブルなどに上肢をのせた体勢をとる

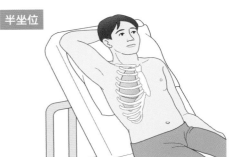

半坐位

穿刺側の腕を頭上に上げる

脱気の場合

・仰臥位，半坐位

仰臥位

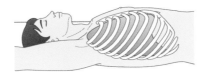

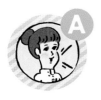

A

胸腔穿刺実施時は，肺の穿刺防止のため，
深呼吸や咳嗽をしないように指導します．

知識をリンク！ ：胸水の性状

● 胸水には，「漏出性胸水（非炎症性）」と「滲出性胸水
（炎症性）」があります．

● 胸水の種類

漏出性胸水 （非炎症性）	うっ血性心不全，肝硬変，腎炎，ネフロー ゼ症候群，低アルブミン血症など
滲出性胸水 （炎症性）	がん性胸膜炎，肺炎，結核性胸膜炎，自 己免疫・アレルギー疾患など

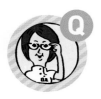

Q 腹腔穿刺の目的は何ですか？

◆腹腔穿刺とは

　腹腔は，横隔膜より下部で，腹壁で囲まれ，内部に胃や腸などの臓器がある空間のことです．

　腹水は，腹腔内に貯留する液体で，健常な人でも10mL程度存在しています．

　腹腔穿刺（腹水の採取）は，検査のための腹水の採取，腹部にがんが広まっているときの抗がん薬直接注入，腹部膨満による苦痛の軽減のための腹水排液の目的に行われます．

●腹水の検査からわかること

一般検査	・比重，タンパク量，リバルタ反応（タンパク体の含量をみる検査），LDH：漏出性か滲出性かの鑑別 ・腫瘍マーカー：それぞれのがんに特異的な腫瘍マーカーが上昇 ・アミラーゼ：膵炎性腹水の診断
細胞診検査	・がん性腹水では，がん細胞の検出
細菌検査	・感染症の起因菌の判定

●腹腔穿刺で起こりうる合併症

- ●急激な排液による低血圧
- ●血管迷走神経反射症状（低血圧，徐脈，失神など）
- ●感染，皮下出血，腹腔内臓器損傷による腹腔内出血
- ●まれにではあるが，局所麻酔薬によるショック

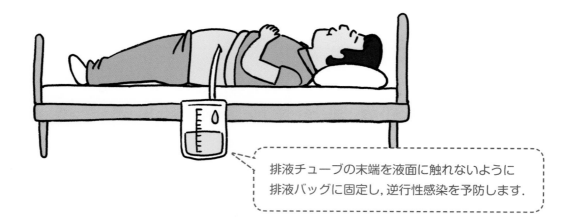

　排液チューブの末端を液面に触れないように排液バッグに固定し，逆行性感染を予防します．

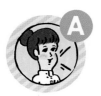

A 腹腔穿刺は，検査のための腹水の採取，薬剤投与（抗がん薬），腹部膨満による苦痛の軽減のための腹水排液の目的で行われます．

Q 腹腔穿刺の援助のポイントは何ですか?

◆ 腹腔穿刺の手順とポイント

腹腔穿刺の穿刺部位は,臍と左上前腸骨棘を結ぶ直線(モンロー・リヒター線)上の外側3分の1の部位か中央です.

● 検査の流れ

検査前	検査中	検査後

検査前

肺の穿刺を予防するために以下のことに注意する

・針を刺す際に**一時呼吸を止める**ことを指導しておく
・針を刺す際に押される感じがあるが動かないようにしてもらう

検査中

①循環不全予防のため排液量は1,000mL/時を超えないようにする
・体位変換により多量に腹水が流出して**ショックをきたす危険がある**ため,体位を変えないようにする
・血圧80mmHg以下の場合は,ドレーンをクランプして意識・バイタルサインを確認し医師の指示を確認する
②バイタルサイン測定
・1時間で1,000mL抜く場合には**15分おき**に測定する
・5時間程度かけて1,000mL抜く場合には,1時間ごとに血圧測定を行う

検査後

・穿刺針を抜去し,無菌ガーゼで数分間用手圧迫後,穿刺部を消毒する
・検査後は安楽な体位で安静にし,24時間は一般状態を観察する

● 穿刺部位

・臍と左上前腸骨棘を結ぶ直線(モンロー・リヒター線)上の外側3分の1の部位か中央

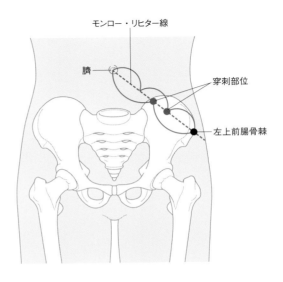

モンロー・リヒター線
臍
穿刺部位
左上前腸骨棘

● 腹腔穿刺時の体位

・坐位，半坐位，仰臥位

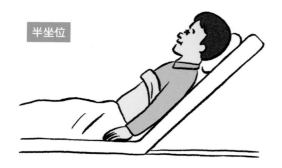

半坐位

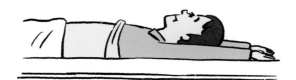

仰臥位

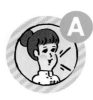

肺の穿刺を予防するために，針を刺す際に一時呼吸を止める
ことを指導します．体位変換により多量に腹水が流出して
ショックをきたす危険があるため，
実施中の体位は変えないように指導します．

知識をリンク！：**腹水の性状**

● 腹水には，「漏出性腹水（非炎症性）」と「滲出性腹水
（炎症性）」があります．

● 腹水はその性状（色調など）で下表に示した疾患が考
えられます．

● **腹水の種類**

漏出性腹水（非炎症性）	肝硬変，低アルブミン血症，ネフローゼ症候，うっ血性心不全など
滲出性腹水（炎症性）	がん性腹膜炎，結核性腹膜炎，膵炎，細菌性腹膜炎

● **腹水の性状と疾患**

腹水の性状（色調など）	疾患
膿性・無臭	上部消化管穿孔，非穿孔性虫垂炎，腸間膜リンパ節炎
膿性・便臭	下部消化管穿孔，外傷性破裂，穿孔性虫垂炎
胆汁様	十二指腸潰瘍穿孔，胆嚢穿孔，外傷性十二指腸破裂
血性	急性膵炎，腸間膜血栓症，絞扼性イレウス，後腹膜出血，がん性腹膜炎
血液	肝がん破裂，子宮外妊娠，卵巣出血，腹部大動脈瘤破裂，脾破裂，外傷性肝破裂，腸間膜破裂，血管損傷
チョコレート色	卵巣嚢腫破裂
淡黄色	肝硬変，がん性腹膜炎による腹水，単純性イレウス

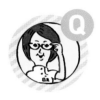

腰椎穿刺の目的は何ですか？

◆ 腰椎穿刺とは

腰椎穿刺（髄液の採取）では，腰椎くも膜下腔より脳脊髄液の採取，脳脊髄液圧の測定および診断を行います．

脳脊髄液採取は，脳脊髄液の性状・細胞数などから脳・脊髄の炎症，腫瘍，くも膜下出血などの脳血管障害の診断をする目的で行われます．

脊髄造影検査（ミエログラフィ）は，脊中管のくも膜下腔に腰椎穿刺などを行い，非イオン性のヨード剤を注入して脊髄やその周囲の解剖学的異常や腫瘍等による病変を検査する目的で行われます．

また，骨髄炎や悪性腫瘍の治療のために，薬液を直接，腰椎くも膜下腔に注入するために腰椎穿刺を行う場合もあります．

● 髄液の検査からわかること

- ● 髄液タンパクの増加：髄膜炎，脳炎，脊髄腫瘍など
- ● 髄液タンパク組成異常：多発性硬化症や中枢性の炎症疾患
- ● 髄液糖濃度の上昇：頭蓋内圧亢進，尿毒症など
- ● 髄液糖濃度の低下：細菌性・真菌性・がん性髄膜炎など
- ● 髄液細胞の異常

  細胞数の増加：髄膜炎，脳炎

  異常細胞の出現：腫瘍細胞の中枢神経浸潤など
- ● 髄液中ウイルス抗体価測定・髄液培養：髄液中の感染因子の検索

● 腰椎穿刺で起こりうる合併症

- ● 硬膜穿刺後頭痛（髄液の漏出による低髄圧症状）
- ● 硬膜外血腫，硬膜下血腫，感染
- ● まれにではあるが，髄膜炎，脊髄損傷，局所麻酔薬によるショック

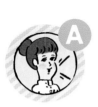

腰椎穿刺は，脳脊髄液の採取，脳脊髄液圧の測定および診断を目的に行います．
脳脊髄液採取は，脳脊髄液の性状・細胞数などから脳・脊髄の炎症，腫瘍，くも膜下出血などの脳血管障害の診断をする目的で行います．

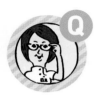

Q 腰椎穿刺の援助のポイントは何ですか？

◆ 腰椎穿刺の手順とポイント

腰椎穿刺の穿刺部位は，第3・4腰椎間または第4・5腰椎間です．

● 検査の流れ

検査前	検査中	検査後
・血小板数や血液凝固データなど出血傾向の程度を事前に確認する ・局所麻酔薬に対するアレルギー反応の既往を確認する ・脊髄造影検査（ミエログラフィ）では造影剤のアレルギー反応の既往を確認する ・事前に排尿をすませておくように伝える ・咳をしないように注意し，痛みで突然動いたりしないように口頭で合図するよう伝える	・患者の体位を整え固定し，一般状態を観察する	・穿刺部の止血のため穿刺部位を5分間，用手圧迫する ・止血確認後は絆創膏で圧迫固定する ・悪心・嘔吐が出現する可能性があるので，検査後1〜2時間は飲食を避ける

● 穿刺部位

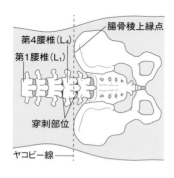

● 穿刺時の体位

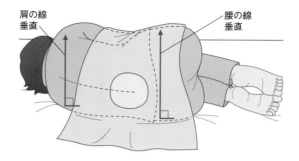

● 検査後の体位
　脳脊髄液採取

　脳脊髄液採取による排液や，硬膜穿刺部から軟部組織への脳脊髄液漏出による低脊髄液圧症候群を予防するため，穿刺後1〜2時間は頭部を水平にした仰臥位で安静にする．

● 穿刺時の体位
　脊髄造影検査（ミエログラフィ）

　造影剤が頭蓋内に移行しないように，頭部を10〜15°挙上し，8時間ベッド上安静とする．

　造影剤の使用により悪心・嘔吐が生じる場合があるが，嘔吐による誤嚥予防のためには顔を横に向けるなどが適切である．

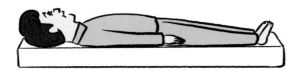
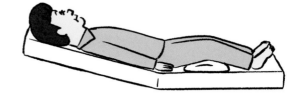

検査前に血小板数や血液凝固データなど出血傾向の程度を確認します．
検査後は穿刺部を圧迫固定して約1〜2時間水平臥床で安静にします．

知識をリンク！ ： 乳児の腰椎穿刺

　乳児の腰椎穿刺では，側臥位にして背部を処置台に垂直に立てます．乳児の膝は体幹につくように曲げ，腰部を丸く突き出すようにして，できるだけ椎間が広く開くようにします．

　介助者の右手で乳児の肩から頭部を押さえ，左手で膝窩あるいは殿部を押さえます．

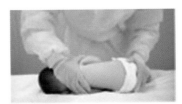

腰椎穿刺における乳児の体位と看護師による固定方法

Q 骨髄穿刺の目的は何ですか？

◆ 骨髄穿刺とは

骨髄穿刺（骨髄液の採取）では，骨髄を穿刺して血液を採取します．白血病などの血液疾患や二次的な血液異常の診断，骨髄移植のための骨髄液の採取の目的で行われます．

採取した血液や白血病細胞を確認することで白血病を確定的に診断することができます．白血病の治療中に経過観察や治療効果の確認ができます．

白血病だけでなく，再生不良性貧血，溶血性貧血，悪性貧血の診断，骨髄腫，リンパ腫，血小板減少性紫斑病などのほか，各種のがんが骨髄へ転移しているかどうかも診断が可能です．

● 骨髄液の検査からわかること

- ● 骨髄細胞の密度：骨髄機能の指標として，骨髄細胞数を測定する．細胞密度に応じて，過形成，正形性，低形成に分類される
- ● 血球の形態の変化：血球が成熟する過程に問題がある場合，血球の形態に変化が生じており，診断の指標になる
- ● 異常細胞の有無：悪性腫瘍では，異常細胞の有無・数が診断や治療評価の指標となる
- ● 造血器腫瘍では，腫瘍細胞を詳細に検討するために，細胞表面マーカー検査，染色体分析，電子顕微鏡検査，DNA解析，細胞培養などが骨髄液を用いて行われることがある

● 骨髄穿刺で起こりうる合併症

- ● 出血，皮下気腫，感染，骨折
- ● まれではあるが，局所麻酔薬によるショック

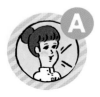

A 骨髄穿刺は，白血病などの血液疾患や二次的な血液異常の診断，骨髄移植のための骨髄液の採取の目的で行われます．

知識をリンク！ ：**骨髄転移**

原発巣から，血管やリンパ管に入り込み，血液やリンパ液の流れに乗って別の臓器や器官に移動し，そこで増えることを転移といいます．

骨髄は悪性腫瘍転移の好発臓器の一つであり，癌腫剖検例の約20 〜 30％に骨髄転移が認められます．がん治療の進歩による延命に伴い，骨髄転移例は増加傾向にあります．

その他，悪性腫瘍の骨髄転移の頻度が高いのは，乳腺，リンパ節，肺・気管支，膀胱，前立腺です．

原発巣から転移したがん病変を，転移した部位によって，「肺転移」，「肝転移」，「脳転移」，「骨髄転移」，「腹膜転移」などとよびます．

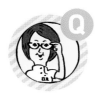

骨髄穿刺の援助のポイントは何ですか?

◆ 骨髄穿刺の手順とポイント

骨髄穿刺の穿刺部位は，胸骨第2肋間および第3肋間，後腸骨稜です.

● 検査の流れ

検査前

- 検査を受ける患者さんは出血傾向にあることが多いので，血小板数や血液凝固データなどから出血傾向の程度を事前に確認しておく必要がある
- 検査前の朝食や飲水の制限はないが直前では避ける
- 胸骨を穿刺する場合は，患者の希望に応じて目隠しをする
- 骨髄液を吸引する瞬間に強い痛みがあるが，動かないように伝える

検査中

- 局所麻酔をした後に，胸骨または腸骨を穿刺して骨髄液を採取する
- 採取した骨髄液は凝固しやすいため，手早く処理し溶血を防ぐ

検査後

- 穿刺部にガーゼを当てて用手圧迫止血する
- 出血傾向があれば出血時間検査値の2倍の時間圧迫する
- 検査後30分～1時間は安静臥床を促し，検査後24時間は合併症の観察を行う（検査直後には合併症の症状は発現せず，時間が経ってからみられることがあるため）
- 声をかけたりして励ますとともに，必要に応じて体位の固定を行う
- 胸骨の場合は仰臥位で，出血傾向によっては砂嚢を使用して圧迫することがある
- 腸骨を穿刺した場合には，穿刺部を下にした側臥位をとる
- 穿刺部位からの感染を防ぐため，穿刺当日の入浴は避ける

● 穿刺部位

- 胸骨　・後腸骨稜

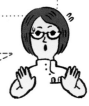

骨髄穿刺では，骨髄内容が豊富で安全に穿刺できる後腸骨稜が穿刺部位として選択されます.

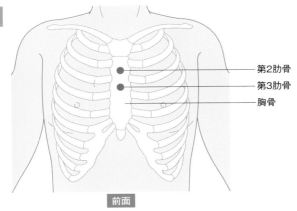

胸骨

第2肋骨
第3肋骨
胸骨

前面

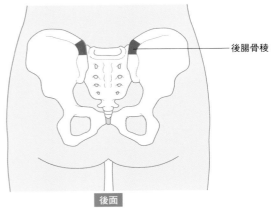

後腸骨稜

後腸骨稜

後面

穿刺時の体位
・胸骨穿刺：枕を外した水平臥位
・後腸骨稜穿刺：腹臥位

後腸骨稜穿刺の場合

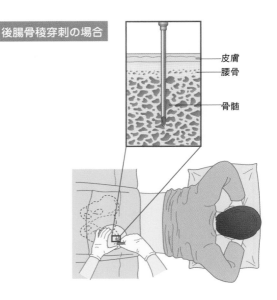

皮膚
腰骨
骨髄

胸骨穿刺の場合

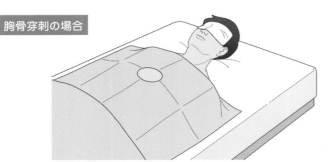

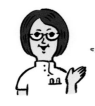

穿刺後は，出血，皮下気腫，感染，まれに局所麻酔による
ショックなどの合併症に注意しましょう！

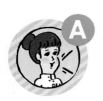

A 検査前に血小板数や血液凝固データなど出血傾向の程度を
確認します．
穿刺後は穿刺部位を圧迫止血します．
検査直後には合併症の症状は発現せず，時間が経ってからみら
れることがあるため，検査後24時間は合併症の観察を行います．

👉 マストな用語

出血傾向

　出血傾向とは，出血しやすく，止血しにくい状態をいいます．

　原因には，血管の異常，血小板異常，凝固異常，線溶異常が考えられます．

　出血傾向を把握するために重要な検査データは，血小板数，出血時間，プロトロンビン時間(PT)，活性化部分トロンボプラスチン時間(APTT)，フィブリノゲン，フィブリンがプラスミンにより分解された産物の総称のFDP (Dダイマー)です．

Lesson 6

組織検査について説明しよう

組織検査は，患者さんの病変部から採取された組織検体（生検材料や手術材料）を顕微鏡等で
病理組織学的に診断する検査です．ここでは「肝生検」と「腎生検」について取り上げます．

1. 組織検査（肝生検，腎生検）の種類と目的について説明しよう！

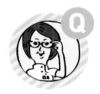

組織検査（肝生検，腎生検）の目的は何ですか？

◆ 肝生検とは

　肝生検は，さまざまな肝臓疾患の原因や病態を把握し，診断や治療方法を決定するために必要な検査です．

　肝生検で診断できる疾患には，急性肝炎，慢性肝炎，肝硬変，代謝性肝疾患などがあります．

　超音波で肝臓の位置を確認し，生検針を用いて腹腔鏡下または超音波ガイドで肝臓のごく一部を採取します．そして，採取したものから標本を作製して，顕微鏡で診ることで詳しく調べる検査です．

　血液検査や画像診断ではわからない肝臓の詳しい情報が得られる可能性があります．

◆ 腎生検とは

　腎生検は，血尿やタンパク尿が続く場合や，腎機能障害をきたした際に，腎臓疾患の原因を調べる検査です．

　うつ伏せの姿勢になってもらい，超音波やCTガイドで腎臓の位置を確認しながら，穿刺針で腎臓の細胞を取り出します．

　血液や尿の検査だけでは，その原因を正しく診断することが難しい場合が多く，腎生検することで，腎臓疾患の原因を正しく診断できます．

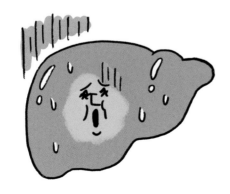
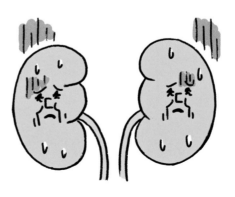

● 肝生検と腎生検のポイント

	肝生検	腎生検
目的	肝臓の組織の一部を採取し，病理学的検査を行って肝炎や肝硬変の診断や重症度の判定，治療効果の判定を行う	腎臓の組織の一部を採取し，病理学的検査を行って血尿，タンパク尿，腎機能低下などの腎機能障害の原因を診断する
方法	①経皮的肝生検：超音波ガイド下で部位を確認しながら腹部に直接針を刺す ②腹腔鏡下肝生検 経皮的肝生検	超音波ガイド下で部位を確認しながら背部から腎臓を穿刺する 腎生検
体位	仰臥位：右腕を頭部に挙上して枕にする	腹臥位：腎臓を背側に圧迫固定するため，腹部に枕を当てる
麻酔	①経皮的肝生検：局所麻酔 ②腹腔鏡下肝生検：全身麻酔	局所麻酔
合併症	腹腔内出血，胆管内出血，肝被膜下出血，胆汁性腹膜炎，気胸，血胸，他臓器穿刺	腎周囲出血，血腫形成，腹腔内出血，肉眼的血尿，感染症，多臓器損傷，ショック，感染による発熱
適応	肝機能障害の原因診断，慢性肝炎の進行度診断，アルコール性肝炎の重症度判定，肝移植後の拒絶反応など	腎炎，腎硬化症，IgA腎症などの確定診断，大量の蛋白尿，浮腫がみられるとき（ネフローゼ症候群）など
禁忌	抗凝固薬や抗血小板薬を内服していない場合でも，一般的にプロトロンビン時間（PT）が35〜50％以下，血小板数3万〜5万/μL以下の出血傾向のある患者では禁忌とされているなど	管理困難な出血傾向，水腎症，管理困難な全身合併症（重症高血圧症，敗血症），腎生検後の安静が困難な場合など

※血胸・気胸・血気胸では胸痛，咳，呼吸困難があり，右呼吸音が減弱する．胸腔内出血が持続し胸腔内圧が著しく高くなると呼吸困難が亢進してチアノーゼを呈することもある．

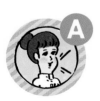

肝生検は，生検針を用いて腹腔鏡下または超音波ガイド下にて経皮的に肝臓の組織を採取し，病理学的検査を行います．
腎生検は，超音波やCTガイド下で経皮的に腎臓の組織を採取し，病理学的検査を行います．

Q 肝生検の手順と援助のポイントを
説明してみましょう

◆ 肝生検の手順とポイント

肝生検

● 検査の流れ

検査前

・出血傾向を確認しておく
　　出血時間：5分以内
　　プロトロンビン時間：70 ～ 100%
　　ヘパプラスチンテスト：70 ～ 130%
　　血小板検査：5万/μL以上
・局所麻酔薬を含めた薬剤アレルギーの有無を確認しておく
・禁食，排便・排尿の確認を行う（一般に前日21時以後から禁食とし，当日は水・
　食事・薬も禁止である）

検査中

・穿刺開始から抜去まで
　しっかり呼吸を停止す
　るように指導する
・バイタルサインを測定
　する

検査後

・穿刺部を消毒しガーゼを当てて約10分間圧迫して止血する
・帰室後は右側臥位で約3時間は安静を保つ（肝臓の重量で肝臓穿刺部が腹壁に圧迫されて止血効果を高める）
・バイタルサイン測定は，帰室直後，検査後2時間までは30分ごと，それ以後は1時間ごとに行う
・検査後にみられる出血性合併症の早期発見のために顔色・呼吸状態・脈拍数上昇に留意する
・翌朝離床が許可されるまでは，トイレ歩行も禁止する
・食事は検査当日の夕食から許可する
・急変時に備え静脈確保をし，抗菌薬を朝夕の2回，検査後3日間静脈内に輸液投与する

● 検査後の体位

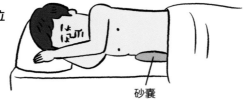

砂嚢

A 肝生検は検査後，穿刺部を消毒しガーゼを当てて
約10分間圧迫して止血します．
帰室後は右側臥位で約3時間は安静を保ちます．

腎生検の手順と援助のポイントを説明してみましょう

◆ 腎生検の手順とポイント

腎生検

● 検査の流れ

検査前

- ・床上排泄訓練を行う
- ・体毛が濃い場合は検査前日に背部を剃毛し，入浴または清拭をする
- ・検査時の気分不快に伴う嘔吐を防ぐため，検査当日の飲食を制限する
      検査が午前中：朝食禁止 ／ 検査が午後：昼食のみ禁止
- ・内服薬は中止せず，服用する場合は少量の水を許可する
- ・検査前日の21時に下剤を内服させる

検査中

- ・患者の状態（バイタルサイン，顔色，表情など）に注意する

検査後

- ・穿刺部を消毒してガーゼを当てて圧迫し，その上に砂嚢（さのう）1kgをのせて絆創膏で固定して，患者を静かに仰臥位にする（とくに問題がなければ帰室して1時間後に砂嚢は除去される）
- ・検査後は仰臥位で24時間床上安静とし，トイレは床上排泄となる
- ・安静臥床により腰痛や不眠を訴える場合は医師の指示により鎮痛薬・睡眠薬を与薬する（マッサージは創部の安静を損なうため避ける）
- ・検査終了1時間後・2時間後にバイタルサインをチェックし，血尿の有無を観察する
- ・検査後から21時までは，排尿があるごとに試験紙で潜血の有無，排尿量・頻度を記録
- ・とくに問題がなければ検査の1時間後から飲食が許可される（臥位のまま介助にて摂取）
- ・凝血による尿管閉塞を防ぐため飲水を促す
- ・安静が解除された後3日間は再出血を防止するため，できるだけ安静を保つよう促す

● 検査後の体位

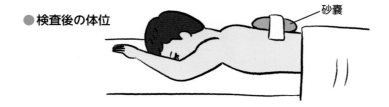

砂嚢

A

腎生検は検査後，穿刺部を消毒してガーゼを当てて圧迫し，その上に砂嚢1kgをのせて絆創膏で固定して，静かに仰臥位にします．24時間床上安静とし，トイレは床上排泄となります．

2章

生体検査を説明しよう

LESSON 7

心電図検査を説明しよう

1. モニター心電図検査について説明しよう！
2. 12誘導心電図検査について説明しよう！

LESSON 8

呼吸機能検査について説明しよう

1. 経皮的動脈血酸素飽和度(SpO_2)測定について説明しよう！
2. 呼吸機能検査（スパイロメトリー）について説明しよう！

LESSON 9

内視鏡検査について説明しよう

1. 上部消化管内視鏡検査と下部消化管内視鏡検査について説明しよう！
2. 気管支内視鏡検査・喉頭内視鏡検査について説明しよう！
3. 膀胱内視鏡検査について説明しよう！

LESSON 10

眼底検査について説明しよう

1. 眼底検査の目的と手順について説明しよう！

LESSON 11

脳波検査について説明しよう

1. 脳波検査の目的と手順について説明しよう！

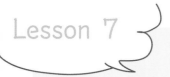

心電図検査を説明しよう

心電図検査には，モニター画面上に常に心電図波形が表示され，24時間継続して患者さんを観察し続けることのできる「モニター心電図検査」があります．不整脈だけを観察したい場合に便利です．

1．モニター心電図検査について説明しよう！

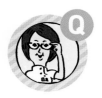

Q モニター心電図の電極を装着する位置はどこですか？

◆ モニター心電図の特徴

モニター心電図の特徴は，簡易的に継続して観察ができることにあります．この特徴を理解したうえで，致死的不整脈の既往がある，何らかの侵襲で全身状態の変化が予測される，心拍数の異常がある，電解質異常があるなど，心電図変化（循環動態の変化）の継続観察が必要な患者さんに使用します．

簡易的であるため，多くの患者さんに使用しやすいのですが，異常時の詳細な診断には適さない場合もあり，その際は，標準12誘導心電図でより詳しく調べて診断します．

◆ モニター心電図の電極装着法

異常の有無を察知するためには，常にきれいな波形が得られるような正確な電極の装着が必須となります．

モニター心電図の電極を装着する位置は，呼吸に影響しない部位や骨上などが第一選択となります．

現在，病院などで標準的に使われている心電図モニターの電極の色は，赤（マイナス極），黄（アース），緑（プラス極）の3色です．

● 電極の装着位置

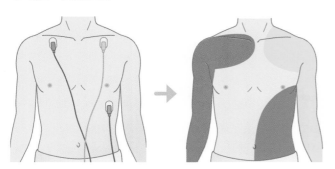

コード色	電極装着部位
赤（マイナス極）	・右鎖骨下のくぼみあたり ・除細動の妨げにならない部位がのぞましい
黄（アース）	・左鎖骨下のくぼみあたり
緑（プラス極）	・左鎖骨中線上で腸骨稜あたり ・除細動のさまたげにならない部位がのぞましい

各色の範囲なら波形はほとんど同じですが，筋電図※が入りやすいので，なるべく腕や腹部を避けましょう！

※筋電図：骨格筋の活動時に生じる筋線維の微細な活動電位を誘導・増幅して記録したもの．腕や腹部にモニター心電図の電極を装着すると，腕の動きにより，筋電図が心電図波形に入り込んでしまうことがある．

● 電極装着に関する注意点

- 送信機は常に携帯する
- 送信機の通信範囲（通常病棟内）を患者さんに説明し，圏外に行くときは必ず看護師に声をかけるよう伝える
- 胸痛や動悸などの胸部症状が出現した際には，ただちに看護師に報告する
- 電極シールが剥がれてきたときには，ただちに報告する
- 電極シールの位置を変更しない

◆ 胸部に創がある患者さんへの電極装着の方法

心臓手術後の患者さんの場合は，両肩と左側胸部に電極を貼りつけます．

黄色（アース）の電極に関しては，創の部分を避けて貼りつけられれば問題ありませんが，患者さんが体位変換した際に創に当たらないような位置を選択する必要があります．

● きれいな波形を得るための注意点

- 電極シールの装着部位にスキントラブルがないことを確認し，皮脂や汚れを清拭する
- 横隔膜や肋間など呼吸性に変動がある部位，筋肉などの活動の多い部位は避ける
- 点滴や他のME機器のコードが絡まないように整理する
- テープのゼリーが乾燥するため定期的に交換する
- 定期的な清拭，装着部位の変更により，掻痒感の出現を予防する

● 創部を避けた電極の装着部位

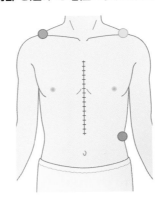

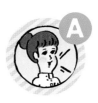

モニター心電図の電極を装着する位置は，
呼吸に影響しない部位や骨上などです．
筋電図が入りやすいので，なるべく腕や腹部は避けるようにします．
心臓手術後の患者さんの場合は，
両肩と左側胸部に電極を貼りつけます．

知識をリンク！ ：皮膚の観察とケア

● まず皮膚に皮脂などが付着していたり，汚染，乾燥していたりすると電気を通しにくくなるため，アルコール綿などで装着部位をきれいに拭いておくことが重要です．

● また，患者さんが男性の場合は体毛が多いこともあり，電極が装着できない場合もあるため，体毛が少ない部位に装着します．

● それも難しい場合は患者さんに必要性を説明し，許可を得たうえで除毛してから装着することも必要となります．

● なお，モニター心電図のように継続的に長時間装着していると，電極が剥がれやすくなり，皮膚障害を起こすことがあるため，定期的に電極を交換するだけでなく，常に皮膚の観察を怠らないようにします．

知識をリンク！ ：モニター心電図の種類

● モニター心電図には有線式（ベッドサイドモニター）と無線式があります．

有線式（ベッドサイドモニター）	無線式
・患者さんとベッドサイドにある心電図モニター装置がリード線でつながっている ・一般的には「ベッドサイドモニター」ともよばれ，患者さんのすぐ横にあり，患者さんの状態と心電図が同時に観察できる	・患者さんに無線送信機を装着してもらい，そこからナースステーションなどに設置したアンテナ受信機能をもつセントラルモニターに向けて患者さんの心電図波形を送信できる
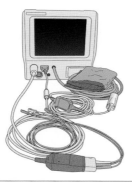	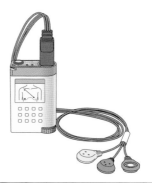
【メリット】 ・電池が不要，患者さんの状態とともにベッドサイドで波形の確認ができる 【デメリット】 ・患者さんの移動範囲の制限がある ・入院中のストレスが大きい ・ベッドサイド以外の離れた場所で波形の確認ができない	【メリット】 ・装着したまま移動が可能 ・活動範囲の制限が少なくストレスも最小限 【デメリット】 ・電池が必要，随時交換が必要 ・患者さんの観察をしながら波形の確認ができない ・電波の届かない場所では観察できない

知識をリンク！ ： 基本波形と正常値

ST部分

QRS波の終わりからT波の始まりまでを表します．正常は基線（フラットライン）と一致します．

R-R間隔

2つのQRS波のR波の間隔（時間）を表します．間隔が一定かどうかで正常かどうかを判断し，一定であれば正常です．間隔は心拍数によって変化しますが，心拍数が60回／分であれば1秒になります．

PQ時間（間隔）

P波の始まりからQ波までの幅を表します．幅が0.12〜0.2秒が正常です．

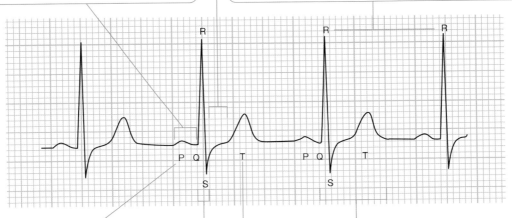

P波

心房の収縮（興奮）を表します．P波の幅は0.1秒以内，高さは0.25mV以下が正常です．

QT時間（間隔）

Q波の始まりからT波の終わりまでの幅を表します．幅が0.3〜0.45秒が正常です．

QRS波

心室の収縮（興奮）を表します．1つ目のQ波，2つ目のR波，3つ目のS波で構成されており，その幅が0.06〜0.1秒が正常です．高さは測定部位によって異なります．

T波

心室が興奮からさめていく過程を表します．T波の幅は0.1〜0.25秒，高さは1mV以下が正常です．

2. 12誘導心電図検査について説明しよう！

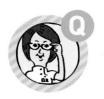

12誘導心電図とはどのような検査ですか？

◆ 12誘導心電図の特徴

12誘導心電図とは，心臓をさまざまな角度から眺めて，心臓の病気がどこで起きているのかを判断できる検査の1つです．

12誘導心電図は，電極をわずか数分間（計測時間は数10秒間）つけるだけで計測が完了するため，簡単で患者さんに苦痛を与えない計測方法として普及しています．

モニター心電図が「それまでと比べて，どこがどのように変化したのか」を確認するものであるのに対して，12誘導心電図は「どの部分がどのような状態になっているのかを，より正確に知るため」にとるものです．

◆ 12誘導心電図の電極装着前の注意点

①患者さんに12誘導心電図検査を行うことを説明する．
②カーテンやドアを閉めて，プライバシーに配慮する．
③露出は必要最小限にする．
④室温調節をして，寒くなりすぎないようにする．
⑤検査中も声かけをし，不安がないようにリラックスしてもらう．

◆ 四肢誘導の電極装着部位

四肢誘導とは，四肢に4つの電極をつけ，心臓から出ている電気信号を，右手，左手，左足の間の電位の差でみることです．

心臓の電気的活動を観察する誘導法には，「双極肢誘導」と「単極肢誘導」があります．

● 四肢誘導（双極肢誘導，単極肢誘導）の電極装着位置

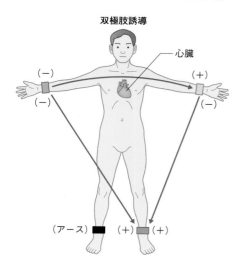

双極肢誘導は，2肢間の「電圧差」を記録している

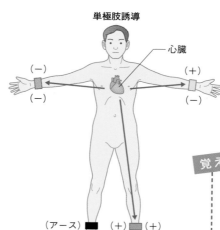

単極肢誘導は，四肢の電極から「心臓の出す刺激」を記録している

右上肢→ 赤色
左上肢→ 黄色
右下肢→ 黒色（アース電極）
左下肢→ 緑色

4つの電極を左右の上肢と下肢にそれぞれ装着していきます．

覚え方のポイント

時計回りに
右手 - 左手 - 左足 - 右足→
せ(赤)・き(黄)・ぐ(緑)・く(黒)・ん（せきぐちくん）と覚えておくとよいでしょう．

◆ 胸部誘導の電極装着部位

胸部誘導とは，胸部の各点の電位の差をみることで，より心臓に近い部位の電位を測定します．

頭文字の「V」は電圧（voltage）で，第4肋間胸骨右縁から順に数字をつけて表しています．

V₁	赤	第4肋間胸骨右縁
V₂	黄	第4肋間胸骨左縁
V₃	緑	V₂とV₄を結ぶ線上の中央
V₄	茶	左第5肋間と鎖骨中心線の交点
V₅	黒	V₄と同じ高さで前腋窩腺との交点
V₆	紫	V₄と同じ高さで中腋窩腺との交点

※第4肋間を探す場合，胸骨の上にある胸骨角（胸骨の突起部分）が第2肋骨と平行していることから，胸骨角を目安として，第2肋間，第3肋間，第4肋間と順に探る方法もある．

● 装着時の注意点

● V₁（赤）とV₂（黄）は，胸骨の右縁と左縁です．
　胸骨の幅は3cm程度ですので，広げすぎないこと！

● V₃（緑）はV₂（黄）とV₄（茶）の中点ですので，解剖学的な場所が決まっているわけではありません．

● V₅（黒），V₆（紫）は，V₄（茶）と同じ高さです．臥位の患者さんの側面から見るとV₄（茶）から垂直におりてくる線上になります．V₄（茶）にならって第5肋間や第6肋間になるわけではありません．

● 胸部誘導の電極装着位置

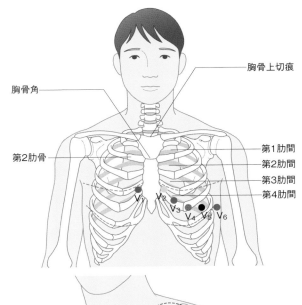

胸骨角 ――
第2肋骨 ――

―― 胸骨上切痕

―― 第1肋間
―― 第2肋間
―― 第3肋間
―― 第4肋間

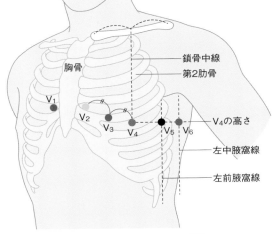

胸骨
V₁
V₂
V₃ V₄ V₅ V₆

―― 鎖骨中線
―― 第2肋骨

―― V₄の高さ

―― 左中腋窩線

―― 左前腋窩線

覚え方のポイント

V₁から「せ(赤)V₁・き(黄)V₂・ぐ(緑，グリーン) V₃・ち(茶)V₄・く(黒)V₅・ん(紫)V₆」もしくは「あ(赤)・き(黄)・み(緑)・ちゃん(茶)・国(黒)・試(紫)」と順番に色をゴロ合わせで覚えて装着していくとわかりやすいでしょう．

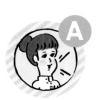

A 12誘導心電図検査は，さまざまな角度から心臓をみて，心臓の病気がどこで生じているのかを判断するための検査です．四肢誘導とは，四肢に4つの電極をつけ，心臓から出ている電気信号を，右手，左手，左足の間の電位の差でみることで，胸部誘導とは，胸部の各点の電位の差をみることで，より心臓に近い部位の電位を測定します．

呼吸機能検査について説明しよう

呼吸機能を検査する方法は「経皮的動脈血酸素飽和度（SpO₂）の測定」「呼吸機能検査（スパイロメトリー）」があります.

1. 経皮的動脈血酸素飽和度 (SpO_2) 測定について説明しよう！

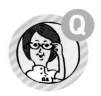

**Q　パルスオキシメーターとは
どのようなものですか？**

◆ パルスオキシメーターとは

　パルスオキシメーターは，光を皮膚の外側から当て，反対側に透過してくる光の濃度から，**動脈血中の酸化ヘモグロビンを測定する方法**で，動脈血酸素飽和度（SpO_2）を非侵襲的に測定することができます.

　また，小型のパルスオキシメーターは，患者さんの搬送中や在宅，病棟でのバイタルサインの1つとして測定するために用いられることもあります.

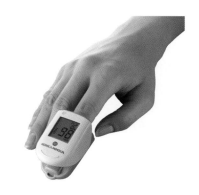

● パルスオキシメーターのしくみ

● パルスオキシメーターは，酸化ヘモグロビンは赤外光を吸収しやすく，還元ヘモグロビンは赤色光を吸収しやすいといった特性を利用し，動脈血酸素飽和度（SpO_2）を測定する医療機器です.

● 還元ヘモグロビンに強く吸収される赤色光（波長660nm）と酸化ヘモグロビンに吸収されやすい赤外光（波長940nm）の2波長の光末梢組織（指先や耳朶）に当て，両者の吸光度の差を解析し，SpO_2を測定します.

● パルスオキシメーターのセンサーには，LEDによる発光部と受光部があり，発光部から出た光が血液や組織により吸収され弱くなって受光部に透過していく.

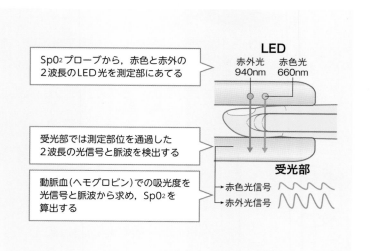

SpO₂プローブから，赤色と赤外の2波長のLED光を測定部にあてる

LED
赤外光 赤色光
940nm 660nm

受光部では測定部位を通過した2波長の光信号と脈波を検出する

受光部

動脈血（ヘモグロビン）での吸光度を光信号と脈波から求め，SpO₂を算出する

→ 赤色光信号
→ 赤外光信号

● **パルスオキシメーターでの測定の注意点**

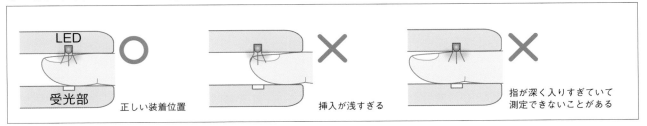

LED
受光部 　　正しい装着位置　　　　　　　　　　　　　　挿入が浅すぎる　　　　　　　　　　　指が深く入りすぎていて
　　測定できないことがある

一酸化炭素（CO）中毒の場合，一酸化炭素は酸素よりも強くHbと
結合する性質があるため，SpO₂測定は無意味となります．

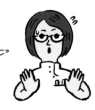

◆ **パルスオキシメーターの装着部位**

　パルスオキシメーターのセンサーの装着部位には，手
指・前額・耳朶・足指などがあります．

　また，乳幼児の場合には足背や手の甲も装着部位とな
ります．

　それぞれ特徴を理解し，患者さんの状態や病態に適し
たものを選択します．

◆ **パルスオキシメーター装着時の注意点**

　パルスオキシメーターは，以下の患者さんでは正しい
測定できませんので注意が必要です．

● **正しい測定ができない場合**
　● ショック状態など，末梢循環障害を呈している患者さん（末梢の脈が減弱しているため）
　● 脈拍モニターで脈波がほとんどみられない患者さん
　● 色素沈着のある患者さん
　● 低体温，血管収縮，低心拍出量などを呈している患者さん
　● 測定部位が冷えている患者さん
　● マニキュアを塗っている患者さん

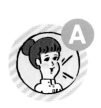

パルスオキシメーターは，血液中のヘモグロビン（Hb）が
どれだけ酸素と結合しているか経皮的動脈血酸素飽和度
（SpO₂）を測定できます．
末梢循環不全がある部位は酸素解離度が上昇して正確な酸素飽和
度が測定できないため，パルスオキシメーターの装着は避けます．

知識をリンク！ ：パルスオキシメーターでの測定前・中の注意点

測定前

● 外から光を当てて吸光度を計測するという特性上，センサー部分に日光や照明などが直接当たるような場所は避けるほか，濃い色のマニキュアなどを塗っていると正しい測定ができないため，マニキュアは事前に除去してもらう.

● ネームバンドをはずす必要はない.

● 末梢循環不全がある部位は酸素解離度が上昇して正確な酸素飽和度が測定できないため，パルスオキシメーターの装着は避ける.

● 指先で反応が悪い場合は，耳朶に装着する.

測定中

● 装着による圧迫壊死を防ぐため，継続装着する場合は部位を変える.

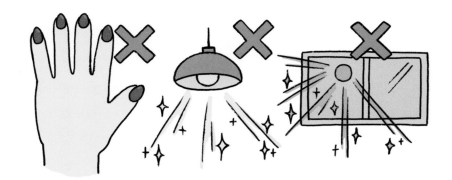

Q 経皮的動脈血酸素飽和度（SpO₂）は
何を表すものですか？

◆ 経皮的動脈血酸素飽和度（SpO₂）と 動脈血酸素飽和度（SaO₂）

　経皮的動脈血酸素飽和度（SpO₂）は，心臓から全身に運ばれる血液（動脈血）中を流れている赤血球に含まれるヘモグロビン（Hb）の何％に酸素が結合しているか，皮膚を通して（経皮的に）調べた値です．動脈血中の酸素不足を早期発見できます．

　経皮的動脈血酸素飽和度（SpO₂）は，パルスオキシメーターにより，動脈血採血を行わずに動脈血酸素飽和度（SaO₂）の状態とほぼ同じ数値が得られるため，呼吸管理の重要なモニターとなります．

　動脈血酸素飽和度（SaO₂：正常95～100％）は，動脈血中でヘモグロビンが酸素と結合している割合のことをいいます．

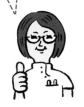

S　：Saturation
　　（サチュレーション）「飽和度」のS
p　：pulse oximeter
　　（パルスオキシメーター）のp
O₂：Oxygen
　　（オキシジェン）「酸素」だからO₂

● ヘモグロビンと酸素の結合

- ● 酸素分子と結合したヘモグロビン（Hb）を「酸化ヘモグロビン」といいます．
- ● 酸素飽和度は"酸素"の"飽和"の度合いなので，酸素分子が最大限Hbと結合できる状態（飽和状態）を100とし，その割合を表したものです．
- ● Hbは1分子あたり4つの酸素分子と結合します．Hbが1分子に対して，酸素分子が1つ，2つ，3つという結合状態はありえません．Hb分子は，まったく酸素分子が結合していない状態か，4つの酸素分子が結合している状態です．

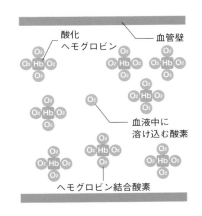

酸化ヘモグロビン　　血管壁

血液中に溶け込む酸素

ヘモグロビン結合酸素

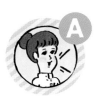

A 経皮的動脈血酸素飽和度（SpO₂）は，血液中のヘモグロビン（Hb）にどのくらいの酸素分子が結合しているかの割合を示すものです．
病棟では，バイタルサインの1つとして「SpO₂」を日常的に測定しています．

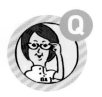

酸素解離曲線から何がわかりますか？

◆ 酸素解離曲線

　酸素解離曲線は，酸素分圧（PO_2；血液にどのくらいの圧力の酸素が含まれているか）と酸素飽和度（SO_2）の関係を示したものです．縦軸にSO_2，横軸にPO_2（正常80〜100mmHg）をとります．

　PO_2が上昇すると酸素の取り込み（Hbへの酸素結合）がしやすくなるため，SO_2も急激に上昇し，ある程度の飽和状態になると酸素の結合が減り，上昇の度合いが緩やかになるためS字状になります．

　つまり，「SO_2はPO_2によって規定」され，「SO_2の値がわかれば，PO_2がどのくらいの値なのか推測することができる」ことを示しています．

　$PaCO_2$の増加やアシドーシス，代謝の亢進では多くの酸素を組織に供給するため，Hbからの酸素解離は促進します（酸素解離曲線の青線）．

● **酸素解離曲線**

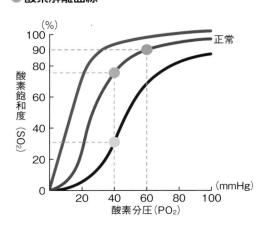

● 表　**SO_2とPO_2の変化**

SO_2 (%)	PO_2 (mmHg)
98	100
95	80
90	60
75	40

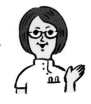

表の「SO_2 90%」に注目してください！
これは「PO_2 60mmHg」に相当しています（図中の■）．
$PO_2 \leqq 60mmHg$は「呼吸不全（低酸素血症）」と定義され，一般的に酸素療法が適応となります．

酸素解離曲線は，酸素分圧（PO_2）と酸素飽和度（SO_2）の関係を示したものです．
SO_2はPO_2によって規定され，SO_2の値がわかれば，PO_2がどのくらいの値なのか推測することができます．

知識をリンク！ ：「PO₂」「SO₂」と「PaO₂」「SaO₂」の表記について

「PO₂」「SO₂」という表記が，「PaO₂」「SaO₂」ではないの？　と思った人もいるのではないでしょうか？

　血液ガス分析装置では，その血液（検体）が動脈血かどうかは，採血した人にしかわかりません．そのため「PO₂」「SO₂」という表記になってしまいます．

　動脈血で分析したことが確かなら「PO₂」を「PaO₂」，「SO₂」を「SaO₂」と解釈すればOKです！

● 1文字目は「何の値か」で，測定パラメーターを表します．

　「P」であれば「pressure（圧力）」です．「C」であれば

「content（含有量）」で，「S」であれば「saturation（飽和度）」です．

● 2文字目は「どこの場所か」で，測定部位を表します．

　「a」であれば「artery（動脈）」で，「v」であれば「venous（静脈）」です．

● 3文字目は「何についてか」で，測定するガスの種類を表します．

　酸素ならば「O₂」，二酸化炭素ならば「CO₂」となるわけです．

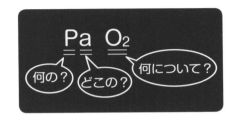

👍マストな用語

顔色（皮膚の色），唇の色，爪の色の変化（チアノーゼ），ばち状指

● 低酸素血症後にみられる現象で，さらに進行すれば，頻脈や血圧上昇が起こり，不整脈，痙攣，血圧低下，そして心停止に至るため，チアノーゼや頻脈，血圧変動，不整脈などが出現したら，低酸素血症ではないかを確認することが重要である．

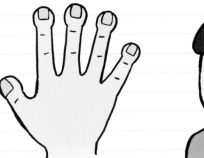
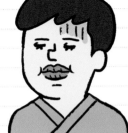

呼吸困難感

● 呼吸に伴う不快感で，主観的なもの．不安感も呼吸困難感の自覚に影響する．高度の低酸素血症でも呼吸困難を訴えない場合や，SpO₂が正常でも呼吸困難感を訴える場合もある．

2. 呼吸機能検査（スパイロメトリー）について説明しよう！

Q スパイロメーターを用いた呼吸機能検査で何がわかりますか？

◆ スパイロメーターでの検査のポイント

　肺に出入りする空気の量を時間軸で記録した曲線をスパイログラム（肺気量分画）といいます．

　スパイロメーターを用いた呼吸機能検査（スパイロメトリー）で，換気障害の種類を推測することができます．

肺活量測定

① 鼻をノーズクリップで止め，呼吸管を接続したマウスピースを口にくわえる

② 静かな呼吸を数回繰り返した後，一度大きく息を吐き（最大呼気），次に大きく息を吸い（最大吸気），さらに大きく息を吐く（肺活量）．

③ ②を2〜3回繰り返す．

努力肺活量，1秒量の測定

① 静かな呼吸を2〜3回繰り返してから大きく息を吸い，一気に強い息を全部吐き出す（努力肺活量）．

② そこから1秒間の呼吸量（1秒量）を測定し，1秒間の呼気率（1秒率）を計算する．

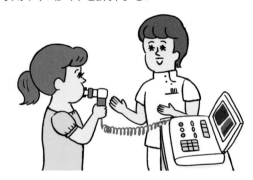

● スパイログラムと肺気量分画

肺活量（VC）	：空気を胸いっぱいに吸い込んで，それをすべて吐き出したときにどれだけ多くの空気を吐き出したか
%肺活量（%VC）	：身長と体重から算出された予測肺活量（基準値）に対する，実際の肺活量の割合
努力肺活量（FVC）	：最大限に息を吸い込み，一気に吐き出した空気の量の変化
1秒量（FEV_1）	：最大限に息を吸った状態から一気に息を吐き出したとき，最初の1秒間に吐き出された空気の量
1秒率（$FEV_1\%$）	：1秒間に吐き出せる量（1秒量）を肺活量で割り，100を掛けたもの
残気量	：息を吐ききった後に肺内に残っている空気の量

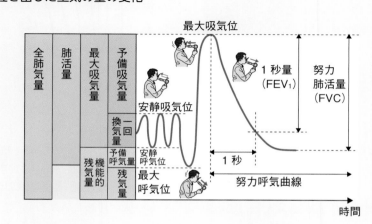

◆ 呼吸機能検査でわかる疾患

● 肺がふくらまず，空気が入っていかない．同時に肺の中の空気も外に出ていけない．そのため，%肺活量が減少する
→ 拘束性換気障害（間質性肺炎，胸水，気胸など）

● 気道が閉塞している，肺胞がうまく収縮しないなどの原因で息が吐きにくくなり，1秒率が減少する
→ 閉塞性換気障害（慢性気管支炎，肺気腫など）

● スパイログラム

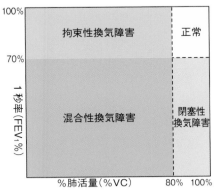

%肺活量が80％未満
→ 拘束性換気障害

1秒率が70％未満
→ 閉塞性換気障害

拘束性換気障害と
閉塞性換気障害が併存
→ 混合性換気障害

● フローボリューム曲線

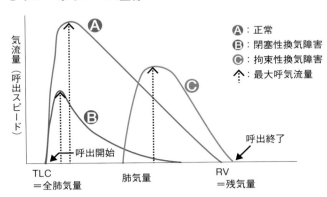

Ⓐ：正常
Ⓑ：閉塞性換気障害
Ⓒ：拘束性換気障害
↑：最大呼気流量

拘束性換気障害では全肺気量が小さくなるため曲線が右にずれる（Ⓒ）．
閉塞性換気障害では呼出スピードがすぐに低下し，多量の空気が肺に残っているにもかかわらず，呼出がゼロになる（Ⓑ）．

TLC：total lung capacity，全肺気量
RV：residual volume，残気量

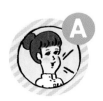

スパイロメーターを用いた呼吸機能検査で，
換気障害の種類を推測することができます．
換気機能障害は，肺活量と1秒率から分類することができます．
%肺活量が80％以上であり1秒率が70％以上で正常
%肺活量が80％未満であり1秒率が70％以上で拘束性換気障害
%肺活量が80％以上であり1秒率が70％未満で閉塞性換気障害
%肺活量が80％未満であり1秒率が70％未満で混合性換気障害

内視鏡検査について説明しよう

内視鏡検査は，先端に小型カメラ（CCD）やレンズを内蔵した太さ1cmほどの管を口，
鼻または肛門から挿入して行う検査です．場合によっては治療も行われます．

1. 上部消化管内視鏡検査と下部消化管内視鏡検査について説明しよう！

Q 上部消化管内視鏡検査と下部消化管内視鏡検査の目的の違いは何ですか？

◆ **上部消化管内視鏡検査とは**

　上部消化管内視鏡検査とは，先端にカメラを搭載した内視鏡を口や鼻から挿入して，食道・胃・十二指腸などの上部消化管を内側から観察する検査です．一般には「胃カメラ」とよばれ，よく行われる検査です．

　上部消化管内視鏡検査では，がん検診や嘔気・嘔吐，胸やけ，腹痛，腹部膨満感などの症状がある場合，または吐血や下血などで上部消化管に炎症・潰瘍・ポリープ・腫瘍などの病変の存在が疑われる場合，その診断をつけるために行われます．

◆ **下部消化管内視鏡検査とは**

　下部消化管内視鏡検査とは，内視鏡スコープを肛門から直腸，結腸にスコープを挿入し，病変部の観察と撮影を行う検査です．

　下部消化管内視鏡検査では，下血・腹痛・排便障害の症状がある人，便潜血反応が陽性の人，注腸検査で異常の指摘を受けた人，治療後の経過観察，炎症性腸疾患などで行われます．

● 目的・内視鏡で観察可能な疾患・体位

	上部消化管内視鏡検査	下部消化管内視鏡検査
目的	・食道，胃，十二指腸の内腔の観察と撮影を行い，病変部の組織を採取する目的で行われる ・消化器疾患および他疾患の消化器内に及ぼす影響を精査し，確定診断を行う ・内視鏡の挿入経路には，経口と経鼻の2種類がある	・直腸と結腸，一部小腸の観察と撮影を行い，病変部の組織を採取する目的で行われる ・消化器疾患および他疾患が大腸におよぼす影響を精査し，確定診断を行う ・検査と同時に，大腸ポリープ摘除術を行うこともある ・内視鏡の挿入経路は肛門である

（続く）

内視鏡で観察可能な疾患	・食道：食道炎，潰瘍，食道がん，静脈瘤，異物，食道狭窄，憩室 ・胃：胃炎，胃潰瘍，胃がん，粘膜下腫瘍，静脈瘤，異物，ポリープ，カルチノイド，憩室 ・十二指腸：十二指腸炎，潰瘍，ポリープ，カルチノイド，十二指腸がん，憩室	・大腸：ポリープ，大腸がん，炎症性腸疾患，大腸憩室症，虚血性腸炎など
体位	・左側臥位で行う ・顎を伸ばした状態で左側臥位をとり，スコープが食道まで来たら顎を引く	・左側臥位で行う

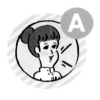

上部消化管内視鏡検査では，食道，胃，十二指腸の内腔の観察と撮影を行い，下部消化管内視鏡検査では，直腸と結腸，一部小腸の観察と撮影を行います．
それぞれの病変部の組織を採取する目的で行われます．

マストな用語

大腸ポリープ摘除術

大腸ポリープとは，大腸の粘膜の一部がイボ状に盛り上がり，隆起した形状を表す総称のことです．

腫瘍性と非腫瘍性に分類され，腫瘍性のうち，悪性のものが悪性腫瘍（がん）です．

良性のものは腺腫とよばれ，大腸ポリープの約8割が腺腫とされています．

ある程度の大きさの大腸ポリープをみつけた場合は，内視鏡治療で切除するのが一般的です．

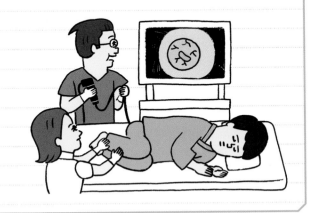

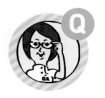

Q 上部消化管内視鏡検査の
援助のポイントは何ですか?

◆ 上部消化管内視鏡検査の手順とポイント

　上部消化管内視鏡検査のうち，経口挿入の場合，口から内視鏡を挿入し，食道や胃・十二指腸を観察します．

　より細い管を鼻から挿入する経鼻内視鏡検査が行われることもあり，経鼻内視鏡検査は口から内視鏡を挿入するよりも管が細いため，嘔吐反射が起こりにくく，患者の負担が少ないとされています．しかし，鼻腔の形状などにより挿入が困難なケースや鼻出血等を伴う場合があります．

上部消化管内視鏡検査（経口挿入の場合）

● 検査の流れ

検査前

- 抗凝固薬や抗血小板薬は，生検（病変部の組織採取）を行った場合は出血の可能性があるため原則3日〜1週間前から中止する．
- 検査前日の夕食後（検査前6〜8時間）から絶食とする（水は少量摂取可能）．
- 検査当日の内服は原則禁止→消化管内腔に薬剤が付着して観察が不十分になるのを防ぐため．
- 消化管活動を抑制させるため，直前に抗コリン薬を服用してもらう．
- 抗不安薬を筋肉注射で投与する→とくに検査に対して不安が強い人，初めての人，かつて苦しい思いをした人．

【検査前日】
- アルコールの血管拡張作用により，出血しやすくなったり，粘膜の損傷の可能性があるため，アルコール摂取は禁止する．

【検査当日】
- 喫煙による血管収縮が生じると，正常な状態が把握できないため，喫煙は禁止する．
- 義歯を装着している場合は，外してもらう．
- 仰臥位にしてキシロカイン®ビスカスを患者さんの咽頭に3〜5分間溜めてもらい，ゆっくり飲み込んでもらう（施設によっては吐き出してもらうこともある）．
- 咽頭麻酔後は唾液を飲み込まないよう指導する．

検査中

- 内視鏡挿入時は息を止めてもらう．
- 顎を軽く引いてもらい，内視鏡が喉元まで進んだら嚥下運動をしてもらい，噴門部を通過するのを助ける．
- 呼吸は鼻で吸い，口から吐くように説明する．
- 胃内に空気が注入されたときの噯気（あいき）はできるだけがまんするように声をかける．
- 催眠鎮痛薬を服用した場合は，呼吸抑制が生じることがあるので注意して状態を観察する．

検査後

- 検査後1〜2時間飲食禁とする．
- 吐き気，腹痛，タール便が生じた場合はただちに連絡・受診するよう説明する．
- 散瞳作用のある抗コリン薬を使用しているため，当日の車や自転車の運転は禁止する．
- 生検を行った場合は出血予防のために検査後2〜3日はシャワーのみとする．
- 内視鏡を介した感染症予防のために，検査ごとに内視鏡は機械洗浄する．

◆ 上部消化管内視鏡検査時に注意するトラブル

上部消化管内視鏡検査では，麻酔薬使用によるアレルギー症状の出現がないか注意が必要であり，十分な観察を行います.

また，咽頭麻酔薬の誤嚥による呼吸困難を起こしていないか注意して確認を行う必要があります.

上部消化管内視鏡検査は，検査前日の夕食後
（検査前6～8時間）から絶食とします（水は少量摂取可能）.
麻酔薬使用によるアレルギー症状の出現がないか
注意が必要であり，十分な観察を行います.
検査後1～2時間は飲食禁とします.

マストな用語

色素散布

● 内視鏡検査では，各種の色素剤の散布を行う場合がある．これによって，病変の認識，病変の範囲・深達度などの評価がしやすくなる.

● 色素剤にはさまざまな種類があり，部位や病変によっても使用される色素剤は異なる.

食道：ヨード（ルゴール®），中和剤としてチオ硫酸ナトリウムで検査後に洗い流す

胃　：インジゴカルミン

大腸：インジゴカルミン

● インジゴカルミンを使用した場合，便が青くなることがあるが，心配ないことを患者さんに説明する.

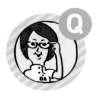

Q 下部消化管内視鏡検査の 援助のポイントは何ですか?

◆ 下部消化管内視鏡検査の手順とポイント

　下部消化管内視鏡検査は，肛門から内視鏡を挿入し，直腸から盲腸までの大腸全体を観察することができます．その場でポリープの切除や生検が行われる場合もありま

す.

　検査の流れは，上部消化管内視鏡検査と共通するところも多くあります．

下部消化管内視鏡検査

● 検査の流れ

検査前

・抗凝固薬や抗血小板薬は，生検(病変部の組織採取)を行った場合は出血の可能性があるため原則3日〜1週間前から中止する.

・検査前日の夕食後(検査前6〜8時間)から絶食とする(水は少量摂取可能).

・検査当日の内服は原則禁止→消化管内腔に薬剤が付着して観察が不十分になるのを防ぐため.

・消化管活動を抑制させるため，直前に抗コリン薬を服用してもらう.

・抗不安薬を筋肉注射で投与する→とくに検査に対して不安が強い人，初めての人，かつて苦しい思いをした人.

【検査前日】

・前日は低残渣食とし，21時に十分な量の水とともに下剤を内服してもらう.

【検査当日】

・2L程度の腸管洗浄液(ニフレック®など)を2時間かけて内服し，腸内容物を排出してもらう. 排泄物が透明になるのを確認する(便5〜8回).

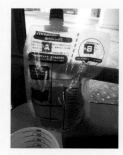
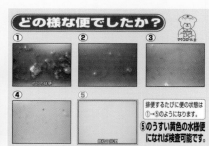

・肛門が露出できる検査着，ディスポーザブルの下着を着用してもらう.

検査中

・内視鏡の挿入時，力まずに口呼吸を行ってもらう.

・腹圧をかけないように，リラックスさせる.

・腹部膨満感や顔色，排ガスの有無を観察する.

・痛みがある場合は，急に体を動かさずに，口頭で伝えるように指導する.

・大腸壁が進展されるため，迷走神経反射で徐脈や血圧低下が生じることがある.

検査後

・気分不快がなければ，食事は摂取可能である.

・生検した場合は，刺激物を避ける.

・腸穿孔による下血の有無を確認する.

・出血が多い場合や痛みが続く場合は，ただちに連絡・受診するように説明する.

・散瞳作用のある抗コリン薬を使用しているため，当日の車や自転車の運転は禁止する.

・生検を行った場合は出血予防のために検査後2〜3日はシャワーのみとする.

・内視鏡を介した感染症予防のために，検査ごとに内視鏡は機械洗浄する.

◆ 下部消化管内視鏡検査時に注意するトラブル

下部消化管内視鏡検査では，内視鏡の挿入・操作に伴い，出血が生じたり穿孔を起こしたりする可能性があります.

患者さんが激しい腹痛や腹部膨満を訴えた場合は，バイタルサインの変化にとくに注意し，医師にすみやかに報告します.

また，検査後に下血が確認された場合も，下血の性状を確認し，すみやかに報告を行います.

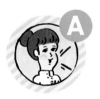

下部消化管内視鏡検査も，上部消化管内視鏡検査同様，検査前日の夕食後（検査前6〜8時間）から絶食とします（水は少量摂取可能）.
検査後気分不快がなければ，食事は摂取可能ですが，検査後に下血が確認された場合は，下血の性状を確認し，すみやかに報告を行います.

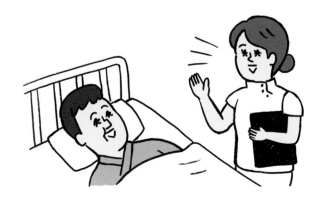

2. 気管支内視鏡検査・喉頭内視鏡検査について説明しよう！

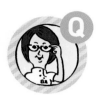

Q 気管支内視鏡検査・喉頭内視鏡検査の目的の違いは何ですか？

◆ **気管支内視鏡検査・喉頭内視鏡検査とは**

　気管支内視鏡検査は，消化管内視鏡検査と同様に，カメラを用いて，肺・気管・気管支などの観察のために，

喉頭内視鏡検査は，喉仏のところにある器官である喉頭を観察するために行われます．

● **目的・体位・合併症**

	気管支内視鏡検査	喉頭内視鏡検査
目的	・病変部位の観察，生検などの検査や，洗浄，治療などの目的で行われる	・喉頭の直接観察，声帯の観察，嚥下状態の観察(嚥下内視鏡検査)などの目的で行われる
体位	・仰臥位	・坐位から上半身を45°倒した半坐位(セミファウラー位) 45°
合併症	・気胸，気管内損傷による出血 ・発熱，低酸素血症など	・鼻腔内の疼痛，損傷，出血 ・喉頭痙攣，血管迷走神経反射による失神など

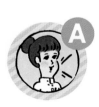

A 気管支内視鏡検査は，気管・気管支・肺に異常の疑いがあり，原因を探るため病変部の観察，病変部の組織を採取，治療などの目的で行う内視鏡検査です．
喉頭内視鏡検査は，喉頭の直接観察，声帯の観察，嚥下状態の観察などの目的で行う内視鏡検査です．

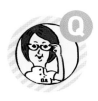

Q 気管支内視鏡検査の援助のポイントは何ですか？

◆ **気管支内視鏡検査の手順とポイント**

気管支内視鏡検査は，わが国では経口挿入が標準です．

検査前に検査値（血小板数，凝固能）から出血傾向の有無を確認することが重要です．

気管支内視鏡検査

● **検査の流れ**

検査前

・血小板数，凝固能を確認し，**出血傾向はないか**を確認する．
・検査直前に前投薬（塩酸ペチジン，硫酸アトロピン，ペンタゾシンなど）を投与する．
・検査前の飲食は禁止（検査中に緊張のため気分が悪くなり嘔吐してしまう危険性もあるため）．
・局所麻酔で行う．
・経口挿入の場合は咽頭・喉頭にキシロカイン®スプレーを噴霧する．
・キシロカイン®によって**ショック**を起こす場合があるため，事前にキシロカイン®の使用経験を確認しておく必要がある．歯科の麻酔でもキシロカイン®を使うため，歯科治療での経験を尋ねる．

検査中

・口からファイバースコープを挿入する（わが国では経口挿入が標準である）．
・心電図，経皮的酸素飽和度（SpO_2），血圧をモニタリングする．
・患者さんの顔色，チアノーゼの有無，呼吸状態，頻脈の有無，血圧などの全身状態を観察する．

検査後

・出血の有無，バイタルサイン，呼吸状態（呼吸音，呼吸困難の有無，SpO_2）を確認する．
・安静の必要性を説明し，安静を保つ．

・咽頭，喉頭粘膜の表面麻酔によって咽頭蓋が麻痺しているため，誤嚥防止のために検査終了後2時間は飲食を避ける．

A 気管支内視鏡検査は，わが国では経口挿入が標準です．検査前，咽頭・喉頭にキシロカイン®スプレーを噴霧します．ショックを起こす場合があるため，事前にキシロカイン®の使用経験を確認しておく必要があります．

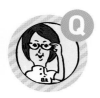

Q 喉頭内視鏡検査の援助のポイントは何ですか？

◆ 喉頭内視鏡検査の手順とポイント

喉頭内視鏡検査は，鼻腔から直径3〜6mmの細いファイバースコープを挿入します．

気管支内視鏡検査同様，検査前に検査値（血小板数，凝固能）から**出血傾向の有無**を確認することが重要です．

> 喉頭内視鏡検査

● 検査の流れ

検査前

- 血小板数，凝固能を確認し，**出血傾向**はないかを確認する．
- 検査直前に前投薬（塩酸ペチジン，硫酸アトロピン，ペンタゾシンなど）を投与する．
- 検査前の飲食は禁止（検査中に緊張のため気分が悪くなり嘔吐してしまう危険性もあるため）．
- 局所麻酔で行う．
- 経鼻挿入の場合は鼻腔にキシロカイン®スプレーを噴霧する．
- キシロカイン®によって**ショック**を起こす場合があるため，事前にキシロカイン®の使用経験を確認しておく必要がある．歯科の麻酔でもキシロカイン®を使うため，歯科治療での経験を尋ねる

検査中

- 鼻腔から直径3〜6mmの細いファイバースコープを挿入する．
- 枕あるいはタオルなどで頭部を安定させる．
- 内視鏡挿入中，頸部が伸展しないように注意する．
- 通常は，20分程度で終了する．

検査後

- 検査終了後は30〜60分間，ベッドで安静後帰宅できる．
- 咽頭，喉頭粘膜の表面麻酔によって咽頭蓋が麻痺しているため，誤嚥防止のために検査終了後2時間は飲食を避ける．

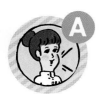

A
喉頭内視鏡検査は，鼻腔からファイバースコープを挿入します．
検査前，鼻腔にキシロカイン®スプレーを噴霧します．
気管支内視鏡検査同様，ショックを起こす場合があるため，
事前にキシロカイン®の使用経験を確認しておく必要があります．

3. 膀胱内視鏡検査について説明しよう！

膀胱内視鏡検査はどのような検査ですか？

◆ 膀胱内視鏡検査とは

膀胱鏡検査は，膀胱のなかに病気がないかを確認するために，直接，内視鏡のカメラで膀胱内を観察する検査です．検査では，膀胱だけでなく，尿道や前立腺の状態の確認も行えます．

● 目的・適応・体位

目的	・尿道から内視鏡を挿入し，尿道口から尿道，前立腺部，膀胱頸部，膀胱内の形態，粘膜の変化，結石・腫瘍の有無・形態などの観察，病理検査のための組織片の採取などの目的で行われる
適応	・血尿が持続する患者さん ・頻尿を認める患者さん ・尿流率測定，残尿量測定で異常のあった患者さん ・超音波検査，X線検査，CT検査で病変を認めた患者さん
体位	・載石位を取り，下半身を露出するため，バスタオルを使用し，プライバシーの保持に努める ・載石位で行うため，大腿部骨折による人工関節手術の既往や脱臼，骨折治療の有無を確認する

膀胱内視鏡で検査できる部位

腎臓
尿管
膀胱
尿管口
前立腺
尿道
精管
膀胱鏡で検査できる部位
灌流液用
光源用
膀胱鏡

載石位

● 検査の流れ

・検査直前に，患者さんに排尿を促す．
・検査前の飲食にはとくに制限はないが，検査中に緊張のため気分が悪くなり嘔吐の危険性もあるため，直前の飲食は避ける．
・下半身のみ脱衣して診察台に乗る．
・羞恥心への配慮と保温のため，バスタオルやタオルケットなどを上半身に掛ける．
・寒いときには，下肢にもそれぞれバスタオルやタオルケットを巻く．
・医師が尿道口を消毒し，尿道麻酔薬を注入する（局所麻酔）．

・医師がシリコンチューブを挿入し，残尿を確認して膀胱を洗浄する．その後，生理的食塩水を約100mL膀胱内に注入した後，チューブを抜去し，膀胱内視鏡を挿入して観察を行う．
・看護師は患者さんの側に立ち，適宜声かけを行いながら，患者さんの顔色・表情などから不快感や痛みの有無を観察する．
・ゆったりした口呼吸を心がけるよう，患者さんに促す．

・検査終了後は，1回の排尿量，排尿の間隔，肉眼的血尿，排尿時痛，残尿感の有無などを確認する．
・検査後は，安静や飲食などの制限はない．
・とくに問題がなければ，なるべく水分を摂取するように説明する．
・血尿や排尿時痛，残尿感などの症状が出たときはすぐに知らせるよう指導する．
・検査直後からシャワー浴が可能である．

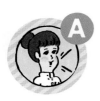

膀胱内視鏡査は，膀胱がんを疑う場合や，膀胱結石や尿道狭窄を確認する場合に用いられます．患者さんの痛みに対する不安や羞恥心に配慮して検査前説明を行い，検査は局所麻酔で行われます．

眼底検査について説明しよう

眼底検査は，瞳孔から眼底カメラや眼底鏡を用いてレンズを通し，眼底の状態を直視する検査です．

1. 眼底検査の目的と手順について説明しよう！

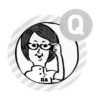

眼底検査はどのような検査ですか？

◆ 眼底検査の目的

眼底の血管は，人体で唯一，直接観察できる血管です．この眼底の血管・網膜・視神経を観察して，網膜剥離や眼底出血，緑内障などの病変を診断する目的で行われます．

また，糖尿病性の変化など全身の病気が推定できるため，生活習慣病の発見に有効とされています．

とくに眼底動脈を中心とする眼底の血管は人体の内部で唯一直視することができるため，動脈硬化など，生活習慣病の観察としても重要です．

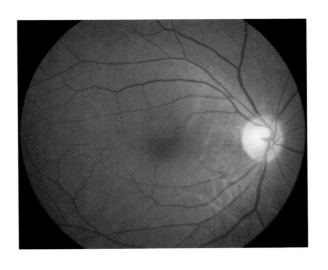

◆ 抗コリン作用のある散瞳薬

眼底検査では，抗コリン作用のある散瞳薬を用いて瞳孔を散大させ，眼底カメラや眼底鏡を用いてレンズを通して眼底を観察します．

抗コリン作用のため薬の効果が持続している4〜5時間は，焦点を合わせられず目がかすむため，物がはっきり見えなくなります．

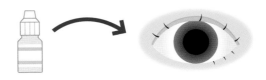

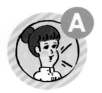

眼底検査は，眼底の血管・網膜・視神経を観察して，網膜剥離や眼底出血，緑内障などの病変を診断する目的で行われます．眼底検査の前処置では，抗コリン作用のある散瞳薬を点眼します．

マストな用語

コリン作動薬と抗コリン作動薬

副交感神経作動薬		作用	副作用
コリン作動薬	アセチルコリン ネオスチグミン フィゾスチグミン ピロカルピン	血管拡張，血圧効果，徐脈，腸蠕動・分泌亢進，瞳孔収縮	流涎，悪心・嘔吐，下痢，流涙，筋麻痺，興奮
抗コリン作動薬	アトロピン，トロピカミド ブチルスコポラミン トリヘキシフェニジル	心拍数増加，腺分泌抑制，散瞳，平滑筋緊張低下	口渇，緑内障の悪化 頻脈，尿閉，眼のかすみ・羞明*

*羞明：通常の光量でまぶしさや不快感や痛みを感じること

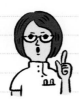

"チグミン"とつくのはコリン作動薬で，"トロピ"とつくのは抗コリン薬です．

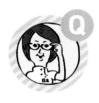

Q 眼底検査の援助のポイントは何ですか？

◆ 眼底検査の手順とポイント

散瞳薬を点眼して眼底検査ができるまで，個人差もありますが約30分はかかります．

散瞳薬を点眼後は，物がはっきり見えなくなるため，検査室まで患者さんを誘導します．

検査後も散瞳している状態が数時間（3～5時間）持続します．その間は車の運転などはできなくなります．

● 検査の流れ

検査前

・飲食の制限はない．
・散瞳薬を点眼した場合は，瞳孔が散大しているため，入光量が調節できず羞明が強くなると説明する．
・散瞳薬を点眼後は，物がはっきり見えなくなるため検査室まで患者さんを誘導する．

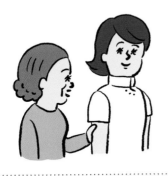

検査中

・検査機械に顎を乗せ，ディスプレイに映し出された十字マークの光を見るように伝える．
・撮影の数秒間だけまばたきを止めるように声をかける．

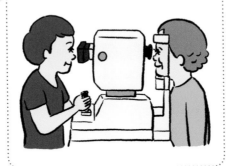

検査後

・抗コリン作用のある散瞳薬を使用しているため，車や自転車の運転は，検査直後は禁止する．
・散瞳薬使用後に，抗コリン作用で口渇を感じる可能性があるため，十分な水分摂取を促す．
・食事制限は，とくにない．
・検査後，入浴を制限する必要はない．

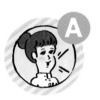

A 眼底検査の前処置で散瞳薬を点眼した場合は，瞳孔が散大しているため，入光量が調節できず羞明が強くなると説明します．羞明とは，まぶしさを異常に強く感じ，不快感や痛みを伴う状態です．

脳波検査について説明しよう

脳波検査は，脳の全体的な働き具合を調べ，脳血管障害や脳炎，てんかんなどの診断や治療に役立てます.

1. 脳波検査の目的と手順について説明しよう！

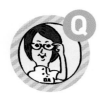

脳波検査の目的は何ですか？

◆ **脳波検査の目的**

　脳は，常に神経活動によって微小な電気を出しています. 脳波とは，その電気の波を頭皮上に装着した電極より記録し，大脳の活動状態を調べるものです.

　電位の時間的変化による波形，波形分布，左右差を測定します.

　脳波検査は，てんかんの診断，脳腫瘍や脳梗塞・脳出血などの脳血管障害，頭部外傷などで中枢神経系の異常を疑う場合，薬物等による中毒やそれらに伴う意識障害の場合などに行われます.

　1997年に臓器の移植に関する法律が施行されました. 脳波検査は，この法律に基づく脳死を判定する重要な検査として行われています. 脳死の場合，脳波は平坦となります.

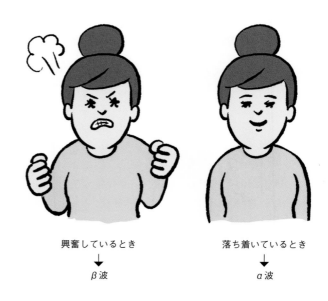

興奮しているとき	落ち着いているとき
↓	↓
β波	α波

◆ 脳波の取り方

脳の活動に伴って生じる微小な電位差を頭部につけた電極でとらえて増幅，波形として記録します．

脳波検査は60〜90分程度の時間を要しますが，痛みなどはありません．

●脳波はβ（ベータ）波，α（アルファ）波，θ（シータ）波，δ（デルタ）波の4つに分類されます．

●成人の場合，興奮時にはβ波，落ち着いているときにはα波，深い瞑想状態や，うとうとまどろんでいるときはθ波，熟睡時にはδ波が確認されます．

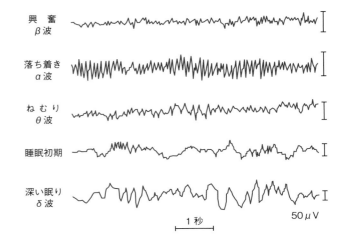

興　奮
β波

落ち着き
α波

ね む り
θ波

睡眠初期

深い眠り
δ波

1秒　　　　　　50μV

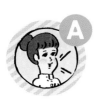

脳波検査は，記録された脳波の種類と程度から，
脳の異常による意識障害の診断，てんかんの診断などをすることを目的に行われます．
脳死判定としても有効で，脳死の場合，脳波は平坦となります．

マストな用語

脳死

脳死後に臓器を提供する場合，臓器の移植に関する法律に定められた脳死判定を行い，脳死であることを確実に判定します．

「深い昏睡にあること」，「瞳孔が固定し一定以上開いていること」，「刺激に対する脳幹の反射がないこと」，「脳波が平坦であること」，「自分の力で呼吸ができないこと」の5項目を行い，6時間以上経過した後に同じ一連の検査（2回目）をすることで，状態が変化せず，不可逆的であることの確認をします．さらに6歳以上では6時間以上，6歳未満では24時間以上を経過した時点で2回目の判定を行います．

上記の判定は，必要な知識と経験を持つ臓器移植に無関係な2人以上の医師が行います．

Q 脳波検査の援助のポイントは何ですか？

◆ 脳波検査の手順とポイント

脳波検査は，検査時，自然睡眠の記録が望ましいため，やや寝不足の状態で臨んでも問題ないことを説明します．

検査は約1時間かかるため，検査前に排尿を済ませてもらいます．

● 検査の流れ

検査前

・検査前は洗髪を済ませ，当日の整髪料の使用は控えてもらう．
・やや寝不足の状態で臨んでも問題ないことを説明する（睡眠時の状態を把握することができるため）．
・検査前に排尿を済ませてもらう．
・頭部および上肢から手指の汗や皮脂を除去し，専用の糊を用いて電極を装着する．頭皮，耳介，左右の手に計24個の電極を装着する．
・ベッドに横になった状態で軽く目を閉じてもらう．
・小児で検査時に睡眠薬を使用する場合は，検査施行の1時間前に来院してもらう．

検査中

・記録中は深呼吸，開閉眼，光の点滅を数分程度繰り返す．
・検査中は患者さんが眠っても構わない．

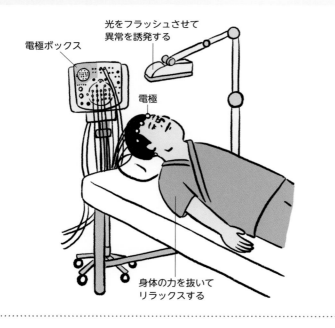

電極ボックス

光をフラッシュさせて異常を誘発する

電極

身体の力を抜いてリラックスする

検査後

・電極を外して異常の有無を観察して終了する．とくに制限することはない．
・睡眠薬を使用しているときはふらつきや転倒に注意が必要．

◆ 脳波電極の装着（国際10-20電極配置法）

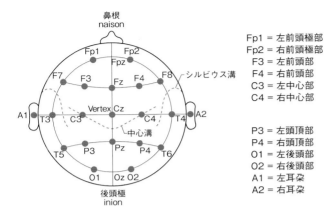

Fp1 ＝ 左前頭極部
Fp2 ＝ 右前頭極部
F3 ＝ 左前頭部
F4 ＝ 右前頭部
C3 ＝ 左中心部
C4 ＝ 右中心部

P3 ＝ 左頭頂部
P4 ＝ 右頭頂部
O1 ＝ 左後頭部
O2 ＝ 右後頭部
A1 ＝ 左耳朶
A2 ＝ 右耳朶

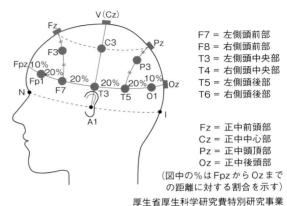

F7 ＝ 左側頭前部
F8 ＝ 右側頭前部
T3 ＝ 左側頭中央部
T4 ＝ 右側頭中央部
T5 ＝ 左側頭後部
T6 ＝ 右側頭後部

Fz ＝ 正中前頭部
Cz ＝ 正中中心部
Pz ＝ 正中頭頂部
Oz ＝ 正中後頭部
（図中の％はFpzからOzまで
の距離に対する割合を示す）

厚生省厚生科学研究費特別研究事業
「脳死判定手順に関する研究班」編著：法的脳死判定マニュアル平
成11年度報告書．p.24，日本医事新報社，1999．より一部改変

◆ 脳波の正常と異常

　覚醒時にδ波やθ波が出現する場合は，脳の機能低下が考えられ，てんかん，脳腫瘍，脳挫傷などが疑われます．
　θ波は徐波とよばれる4〜7Hzの脳波で，生理的には幼小児の脳波や睡眠時の脳波にみられます．てんかん，脳腫瘍，脳血管障害などの器質脳疾患，意識障害，低酸素状態，低血糖状態など種々の脳機能障害の際にも徐波がみられます．

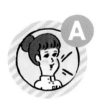

検査までによく洗髪し，当日は整髪料などは使用しないことを説明します．
スムーズに入眠できるよう，検査当日の朝は早起きするなど過眠にならないように，やや寝不足の状態でも問題ないことを説明します．

MEMO

3章

ケアにつながる検査値の見方・考え方

消化器疾患の検査値の見方・考え方

消化器のなかでも肝臓は、「体の化学工場」ともいわれ、
代謝や有害物質の解毒、胆汁の分泌などを行う重要な臓器です。
肝疾患には、肝炎や肝硬変、脂肪肝と病状を表す多くの病名があり、その前に原因となるもの
（ウイルス性、アルコール性、先天性、自己免疫性、代謝障害性、薬剤性など）をつけています。
肝疾患で行われる肝機能検査は変動が大きく、症状の変化やそれによってさらに治療内容も
変更されることが多いため、患者さんの最新のデータを把握しておく必要があります。

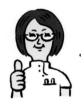

肝機能障害には、肝臓そのものに異常がある場合と、胆石などの原因によって胆汁が流れていない場合が考えられます。これらは血液検査によってその原因を明らかにすることができます。また、肝炎ウイルス感染が疑われるときには、肝炎ウイルスマーカー検査が行われます。

1. 肝炎の検査値について説明しよう！

肝炎はどのような疾患ですか？

◆肝炎とは

　肝炎とは、肝臓に何らかの原因による炎症が起こり、肝細胞が壊死し、肝機能が低下している状態をいいます。

　この炎症状態が1～2か月以内で治るものを「急性肝炎」といい、6か月以上続くものを「慢性肝炎」といいます。

　急性肝炎は、自覚症状として強い全身倦怠感や食欲不振、悪心、頭痛、不眠、皮膚掻痒感、感冒様症状、発熱、関節痛、筋肉痛などがあります。

　また、他覚症状としては、黄疸や肝性口臭（アンモニアのような臭い）、出血傾向、腫大していた肝臓の縮小、精神神経症状などがあります。

　慢性肝炎は長引くと、肝臓の本来の働きが徐々に低下し、慢性肝疾患の終末像である肝硬変を引き起こしてしまいます。

　さらに肝硬変が進行すると、急激に肝細胞が死んでしまう劇症肝炎を引き起こし、肝臓の働きが保てず、肝不全という状態になります。

◆ 肝炎の病因

　肝炎の病因はウイルス性のものが約70％を占め，そのうちの約20％がB型肝炎，約70％がC型肝炎です．

　A型，E型肝炎ウイルスは，主に水や食物を介して経口感染します．B型，C型，D型肝炎ウイルスは，主に母子感染や輸血，医療事故，性交渉などにより感染します．

　肝炎には，ウイルス性のほかには，自己免疫性のものや代謝性のものもあります．

● 肝炎の種類と特徴

	原因	感染経路	ワクチン	慢性化	特徴
A型肝炎	A型肝炎ウイルス（HAV）	経口（食事・水）性感染	あり	なし	・ウイルスに汚染された貝類や食品，水などを口にすることにより感染 ・性行為でも便を介した経口感染が起こることがある
B型肝炎	B型肝炎ウイルス（HBV）	血液母子感染性感染	あり	あり	・血液・精液・唾液などによって感染 ・輸血などの医療行為，母子感染，薬物使用における注射針の共用，性行為などによって感染が起こる ・1985年からB型肝炎母子感染防止事業が開始し，ワクチン接種が実施されてからは母子からの垂直感染は減少
C型肝炎	C型肝炎ウイルス（HCV）	血液医療行為静注麻薬	なし	あり	・血液を介しての感染が中心で，母子感染や性感染でも感染が起こる ・ゆっくりと病態が進行し，5年から10年をかけて次の段階へ進展する
D型肝炎	D型肝炎ウイルス（HDV）	性感染	なし	あり	・非常に稀なウイルス感染症 ・B型肝炎ウイルス（HBV）に感染している人でしか複製できないウイルス ・重感染により肝炎が増悪することがある
E型肝炎	E型肝炎ウイルス（HEV）	経口（食事・水）	なし	なし	・ブタ，イノシシ，シカなどの動物が保有するE型肝炎ウイルスや，レバー刺しや加熱不十分な肉，または糞便に汚染された飲食物を摂取することで感染 ・かつては発展途上国で多くみられるウイルスと考えられていたが，近年は日本でも豚レバーやジビエ料理などを原因とした感染が増えていることが問題となる

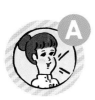

肝炎とは，肝臓に炎症が起こり，肝細胞が壊死し，肝機能が低下している状態をいいます．
急性肝炎はこの炎症状態が1〜2か月以内で治るものをいい，慢性肝炎は6か月以上続くものをいいます．

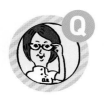

Q 肝炎で重要な検査値は何ですか?

◆肝炎の重要な検査値

❶T.Bil（総ビリルビン），D.Bil（直接ビリルビン），I.D.Bil（間接ビリルビン）
❷AST（アスパラギン酸アミノトランスフェラーゼ），ALT（アラニンアミノトランスフェラーゼ）
❸LDH（乳酸脱水素酵素）
❹ALP（アルカリホスファターゼ）
❺γ-GTP

❶T.Bil（0.20〜1.10 mg/dL）
　D.Bil（0.50 mg/dL以下）
　I.D.Bil（0.60 mg/dL以下）

※（　）内は基準値

　T.Bil，D.Bil，I.D.Bilは，いずれも血清中のビリルビン量です.

　ビリルビンは，赤血球中のヘモグロビンの代謝産物で黄色を呈しており，ビリルビンが増加すると黄疸を呈するようになります.

　ビリルビンは脾臓で赤血球が破壊されることでつくられ，肝臓に運ばれグルクロン酸抱合※を受け，胆汁中に排泄されます.

　I.D.Bilは肝臓でグルクロン酸抱合を受ける前のもので，D.Bilは肝臓でグルクロン酸抱合を受けたものです.

　原則として，T.Bil＝D.Bil＋I.D.Bilという式が成り立ちます.

> ※グルクロン酸抱合とは，間接ビリルビンが肝臓表面でアルブミンと離れ，肝細胞に取り込まれて直接ビリルビンに変換されることです.

●T.Bil，D.Bil，I.D.Bil増加のメカニズム

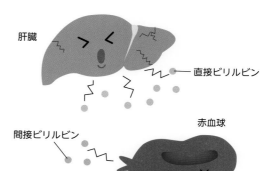

肝臓
直接ビリルビン
間接ビリルビン
赤血球

肝臓が障害されるとD.Bilが増加し，赤血球が破壊されるとT.Bilが増加します.

❷ AST（10〜40 IU/L）
　 ALT（5〜42 IU/L）

※（　）内は基準値

　AST，ALTは，ほとんどの細胞内にある酵素で，肝細胞，心筋，横紋筋にとくに多くあり，AST，ALTはセットで測定されることが多いです．

　これらは逸脱酵素とよばれます．逸脱酵素とは，その酵素を含有している細胞（組織）が破壊されると血中にあふれ出してくる酵素のことをいいます．

　肝炎では，肝細胞の壊死により肝細胞内にあるAST，ALTが血中にあふれ出て（逸脱して）くるため，血中（血清中）のAST，ALTが増加しますが，ALTのほうが特異的です．

❸ LDH（120〜240 IU/L）

※（　）内は基準値

　LDHもほとんどの細胞内にある逸脱酵素で，AST，ALTに比べ特異性は低いのですが，肝細胞，心筋，筋肉，赤血球，白血球，腫瘍細胞の崩壊，壊死で血中に逸脱するため，肝炎や心筋梗塞，腎梗塞，溶血性貧血などで増加します．

　LDHはLDH1〜5までの5種類のアイソザイム※があり，疾患によって増加するアイソザイムが異なります．そのため，LDH高値の場合にはアイソザイムを調べ，どこの細胞が破壊されたのかを確認します．

> ※アイソザイムは同一個体内に存在する酵素で，同一反応を触媒（化学反応の過程で反応を速めるためにある物質で，自身は反応の前後で変化しないもの）するが，タンパク質としては異なる分子のものです．

● ALT増加のメカニズム

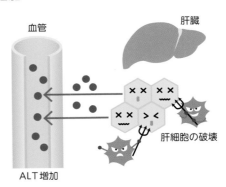

● LDH上昇のメカニズム

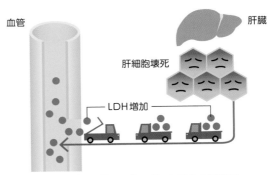

LDHはブドウ糖をエネルギーに変える酵素で，肝炎になると上昇します．

❹ALP（110〜350 IU/L）

※（　）内は基準値

　ALPも逸脱酵素です．ただし，胆道系と骨に局在しているため，胆道系の疾患，骨疾患で血中に逸脱してきます．
　明らかな胆道閉塞を伴わない急性肝炎や慢性肝炎，肝硬変でも血中ALPは増加します．

● ALP増加のメカニズム

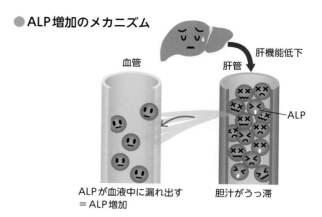

血管

肝管

肝機能低下

ALP

ALPが血液中に漏れ出す＝ALP増加

胆汁がうっ滞

❺γ-GTP（男性 10〜80 IU/L，女性 10〜40 IU/L）

※（　）内は基準値

　γ-GTPも逸脱酵素です．胆汁の流れが妨げられる病態で血中に逸脱してきます．

※胆道閉塞により増加・高値を示す酵素として，ALP，γ-GTP のほか，LAP（leucine aminopeptidase）がある．

※胆汁は肝臓（肝細胞）で作られ胆管に分泌（排出）される．肝内胆管，肝管，胆嚢，総胆管，膵管，（Vater乳頭），十二指腸内に分泌・排出される．

● γ-GTP増加のメカニズム

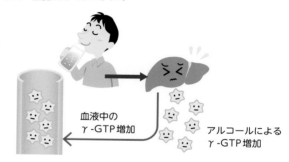

血液中のγ-GTP増加

アルコールによるγ-GTP増加

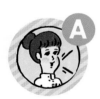

A

肝炎の重要な検査値は，
❶T.Bil（総ビリルビン），D.Bil（直接ビリルビン），I.D.Bil（間接ビリルビン），❷AST（アスパラギン酸アミノトランスフェラーゼ），ALT（アラニンアミノトランスフェラーゼ），❸LDH（乳酸脱水素酵素），❹ALP（アルカリホスファターゼ），❺γ-GTPです．肝臓が障害されるとD.Bilが増加し，赤血球が破壊されるとT.Bilが増加します．

急性肝炎の検査値とケアのポイントは何ですか?

◆ 急性肝炎の検査値のポイント

肝疾患(肝性黄疸)や胆道系疾患の黄疸(肝後性黄疸)の場合,D.Bilが優位に増加し,溶血性貧血のような赤血球破壊の亢進による黄疸(肝前性黄疸)の場合はI.D.Bilが増加します.

急性肝炎では,AST＞ALTでAST＞1,000IU/L,ALT＞1,000IU/Lとなることが多いです.5,000IU/Lを越え,10,000IU/Lになることもまれではありません.

肝機能障害が疑われる場合には,全身倦怠感の有無や黄疸の有無などの症状の出現がないか観察が必要です.

急性肝炎では,LDH5(基準値6〜16％)が上昇します.

アルコール常飲者で,他の肝機能指標であるT.Bil,D.Bil,AST,ALT,ALPなどが増加することなく,γ-GTPのみが単独で増加することがあります.これがγ-GTP高値＝「酒の飲みすぎ」といわれるゆえんです.

● 血液一般

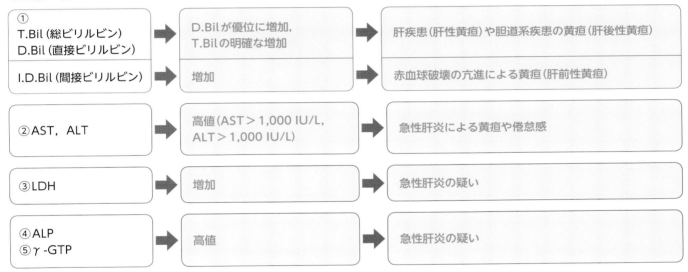

① T.Bil (総ビリルビン) D.Bil (直接ビリルビン) → D.Bilが優位に増加,T.Bilの明確な増加 → 肝疾患(肝性黄疸)や胆道系疾患の黄疸(肝後性黄疸)

I.D.Bil (間接ビリルビン) → 増加 → 赤血球破壊の亢進による黄疸(肝前性黄疸)

② AST,ALT → 高値(AST＞1,000 IU/L,ALT＞1,000 IU/L) → 急性肝炎による黄疸や倦怠感

③ LDH → 増加 → 急性肝炎の疑い

④ ALP ⑤ γ-GTP → 高値 → 急性肝炎の疑い

◆急性肝炎のケアのポイント

黄疸に伴う全身倦怠感などの随伴症状が出現します. これらは肝機能の改善が認められなければ軽減しないため, それぞれに対して症状緩和のためのケアを効果的に行うことが重要です.

全身倦怠感については, ADL（日常生活動作）の援助や病室環境の調整, マッサージ, 足浴などを行い, 症状の緩和を行います.

閉塞性黄疸や胆汁うっ滞性黄疸では, 掻痒感が強く出るため, 乾燥により掻痒感が増強しないよう, 止痒薬の塗布, 保湿ローションの塗布, 清拭などを行います.

肝障害や黄疸では, 便秘により症状を悪化させるおそれがあります. 便秘の予防が重要なため, 排泄環境の調整（プライバシーの尊重, 排泄音や臭気の防止, 保温など）, 体位の工夫などを行います.

●黄疸による掻痒感, 全身倦怠感の緩和, 便秘予防

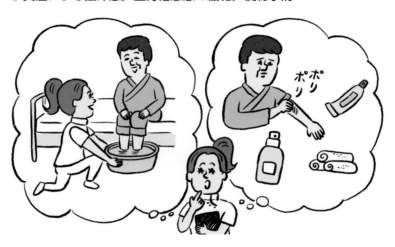

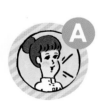

急性肝炎では, AST＞ALTでAST＞1,000 IU/L, ALT＞1,000 IU/Lとなることが多く, 全身倦怠感の有無や黄疸の有無などの症状の出現がないか観察が必要です.
黄疸による掻痒感, 全身倦怠感の緩和, 便秘予防がケアのポイントとなります.

2. 肝硬変の検査値について説明しよう！

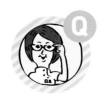

肝硬変はどのような疾患ですか？

◆ 肝硬変とは

肝硬変は，先述のように，慢性肝炎が進行することによって肝細胞が死滅・減少し，肝臓内に線維組織が蓄積された結果，肝臓が硬く変化し，肝機能が著しく低下した状態をいいます．最近では，生活習慣病の1つともいわれている脂肪肝から肝硬変に移行するケースも多くなっています．

肝硬変の症状は，初期では全身倦怠感や易疲労感，その後，食欲不振や悪心，浮腫，腹部膨満感などの症状が出現します．

さらに症状が進行すると内出血や黄疸，腹水などが出現します．そのまま放置してしまうと，食道静脈瘤や肝がんといった合併症を引き起こすこともあります．

なお，肝炎は可逆的（治療などでもとに戻る）ですが，肝硬変は不可逆的（もとには戻らない）ことも特徴です．

肝硬変では，今以上に病状を進行させないようにすることが何より重要になります．

● 肝硬変の進行イメージ

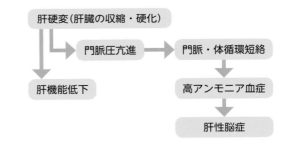

● 肝炎ウイルス感染から肝硬変に至るまでの肉眼的所見の模式図

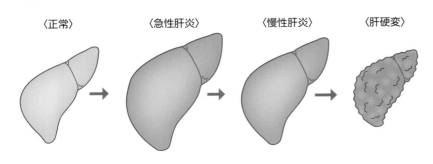

〈正常〉　〈急性肝炎〉　〈慢性肝炎〉　〈肝硬変〉

肝硬変の初期段階では，慢性肝炎とほぼ同じ症状が出現しますが，この時点では肝臓以外の臓器で肝臓の不備を補っています（代償期）ので合成能や解毒能は比較的保たれています．しかし，病状が進行するとともに血流の変化が生じ，非代償期へと移行します．

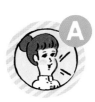

肝硬変は，慢性肝炎の進行により肝細胞が死滅・減少し，肝臓内に線維組織が蓄積され，肝臓が硬く変化し，肝機能が著しく低下した状態をいいます．
肝硬変は不可逆的な疾患のため，今以上に病状を進行させないようにすることが大切です．

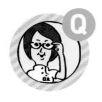
肝硬変で重要な検査値は何ですか？

◆肝硬変の重要な検査値

❶ TP（総タンパク）
❷ Alb（血清アルブミン）

❸ ChE（コリンエステラーゼ）

❶ TP（6.5〜8.2 mg/dL（成人の場合））

※（　）内は基準値

　TPとは，約100種類からなる血清中のタンパクの総称で，約80％のタンパクは肝臓で合成されます．主なタンパクは，アルブミン，グロブリン，凝固因子です．

　TPの約60〜70％がアルブミン，約10〜20％が免疫グロブリン（γグロブリン）で，数値の増加は主にグロブリンの増加，低下は主にアルブミンの減少によります．

　TPが8.5g/dL以上を高タンパク血症，6.0g/dL以下を低タンパク血症といいます．

　肝臓に障害があると，肝細胞で合成されているアルブミンの産生能力が落ちTPも低下することから，重症肝障害が疑われます．

　肝硬変でのTPの増加は，グロブリンの増加によるものです．

　TPでは，主にアルブミンとグロブリンの変動がない限り，TP量は異常値を示しません．病態の特徴を詳しくみるために，あるいはTP検査だけでは診断が困難な場合には，タンパク分画の検査が行われます．

● アルブミン減少によるTP低下のメカニズム

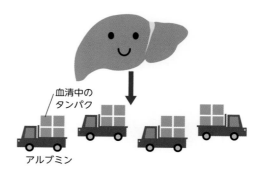

血清中の
タンパク

アルブミン

肝臓の障害では，肝細胞で合成されるアルブミンの産生能力が落ちるため，TPも低下します．

❷血清アルブミン（分画比 62〜71 %　濃度 4〜5 g/dL）

※（　）内は基準値

Albは肝細胞のみでつくられ，血液中のさまざまな物質を運んだり，体液の濃度を調整したりする働きをしています．

血清タンパクはAlbと，それ以外の成分であるグロブリンに分類され，Albが総タンパクの2/3を占めています．臨床上問題となるのは低Alb血症です．

Albは肝臓で産生され，肝機能の状態を知るよい指標となります．肝炎や肝硬変でAlb値は低下します．

● 血清Alb産生低下のメカニズム

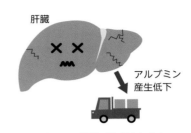

肝炎や肝硬変により肝臓が障害されると，血清Albは低下します．

❸ ChE（男性 240〜490 IU/L　女性 200〜460 IU/L）

※（　）内は基準値

ChEは，肝臓が産生する酵素で，神経系（シナプス）や赤血球膜で働くアセチルコリンエステラーゼとは別のもの．「偽性コリンエステラーゼ」と称されています．

肝障害，とくに肝硬変で産生が減少・低下し，血中濃度が低くなります．

ChEの低下は，肝臓のタンパク合成能が低下したときにみられるため，肝臓での予備能力を知る指標となります．

肝細胞の障害では，早期の障害を鋭敏に反映するため，重症度の判定や経過観察に有効です．

● ChE低下のメカニズム

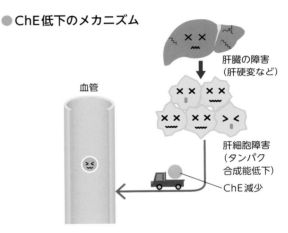

コリンエステラーゼの血中濃度は，肝機能低下では低下し，逆に脂肪肝では上昇します．

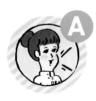

肝硬変の重要な検査値は，
❶TP（総タンパク），❷Alb（血清アルブミン），❸ChE（コリンエステラーゼ）です．
肝炎や肝硬変でAlb（血清アルブミン）値は低下します．

肝硬変の検査値とケアのポイントは何ですか？

◆ 肝硬変の検査値のポイント

　肝硬変では，TPの低下，Albの低下，ChEの低下が認められます．さらにTC（総コレステロール）の低下も認められます．

　TPの主成分であるアルブミンとγ-グロブリンは，そのほとんどが肝臓で産生されているため，肝臓に障害が起こるとこれらのタンパク質の合成能が低下して，TPは減少します．

　Albは血液中の水分を一定に保つ働きがあり，そのほとんどが肝臓で産生されます．そのため，Alb値の異常は肝障害の指標となります．

　ChEは肝臓で合成されて血液中で流れていくため，血清中のChE値で肝実質細胞の機能がわかります．ChEが低下していれば，Albも低値を示すため，肝臓でのタンパク合成能の指標として用いられます．

　肝硬変では，AST＞ALTパターンで検査値が増加します．ただし，その増加は500IU/Lを越えることはあまりありません．これは壊れるべき肝細胞が肝硬変により減少しているためです．

　血算では，血小板減少，白血球減少，AT Ⅲ（アンチトロンビンⅢ）の低下，PTの延長，APTTの延長，ヘパプラスチンテストの延長が認められます．

　肝性脳症がある場合は，血中NH_3（アンモニア）濃度が増加します．

● 血液一般

①TP（総タンパク） ②Alb（血清アルブミン） ③ChE（コリンエステラーゼ）	→	低下	→	肝硬変による低栄養状態の疑い

◆ 肝硬変のケアのポイント

　肝硬変では消化管の運動障害や粘膜障害により食欲不振となり，TPやAlb，ChE，TCが低下します．低栄養状態が疑われる場合は，適切なエネルギー量，タンパク質量が摂取できているか確認します．

　Albが低下すると，血漿の浸透圧や量の維持ができなくなります．なお，Albが2.5g/dL以下になると浮腫を発症するようになるので，浮腫の有無を確認します．

　肝硬変でChEが徐々に低下するときは，肝不全の徴候です．腹水や黄疸などの症状に注意して観察を行います．

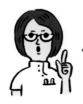

「Albが低下→浮腫の発症」これは非常に重要なため，必ず覚えておきましょう！

A　肝硬変では，TPの低下，Albの低下，ChEの低下が認められます．さらにTC（総コレステロール）の低下も認められます．浮腫は，Albが2.5g/dL以下になるとを発症するので，浮腫の有無を確認します．

肝硬変では食欲不振になりやすく，低栄養状態が疑われる場合は，適切なエネルギー量，タンパク質量が摂取できているか確認します．

知識をリンク！：**肝硬変が進行すると……**

　肝硬変では進行するにつれ，血小板減少，白血球減少，AT Ⅲ低下，PT延長，APTT延長，ヘパプラスチンテスト延長が認められるようになります．

　肝硬変では血液凝固因子の合成能が低下し，出血傾向になります．出血傾向はタール便や直腸出血，歯肉出血，鼻出血，皮下出血など全身に現れます．

　また，白血球数減少により感染しやすい状態になるため，感染徴候（発熱，悪寒・戦慄，冷汗，頭痛，悪心，咳嗽，痰，喘鳴，肺副雑音，尿の混濁など）がないかの確認も重要です．

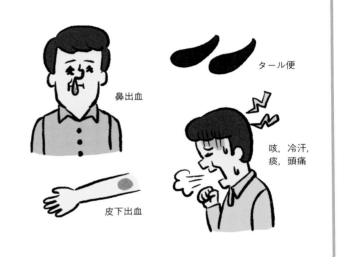

知識をリンク！：**肝硬変進行による肝性脳症**

　肝硬変の進行により，肝性脳症がある場合は，血中NH₃濃度が増加します．

　肝性脳症の症状は軽度なものから昏睡まで多彩です．初期には気分や行動の変化，睡眠-覚醒のリズム異常（昼夜逆転）などです．こうした症状を見逃さないように観察します．意識低下や羽ばたき振戦，肝性口臭がないかどうかも確認し，重症化を予防します．肝硬変で便秘になると，腸管内のアンモニアが増加し，肝性脳症を発症しやすくなります．肝硬変では便秘の予防が重要なポイントとなります．

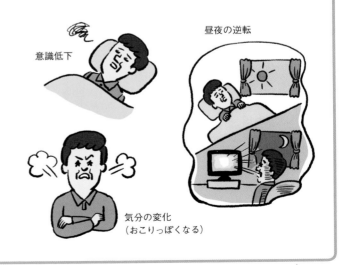

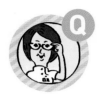

慢性肝炎の検査値とケアのポイントは何ですか？

◆ 慢性肝炎の検査値のポイント

AST＞ALTパターンで値が増加する場合，多くは**ウイルス性肝炎の慢性化(持続感染)**です．この場合AST，ALTの数値は，おおむね3ケタ以上であり，AST＞

100IU/L，ALT＞100IU/L，となります．

なお，慢性肝炎は急性増悪する場合があります．その場合にはAST＞500IU/L，ALT＞500IU/Lとなり，ときにAST＞1,000IU/L，ALT＞1,000IU/Lとなります．

● 血液一般

 | ②AST，ALT | ➡ | 高値(AST＞100 IU/L，ALT＞100 IU/L) | ➡ | ウイルス性肝炎の慢性化(持続感染) |

◆ 慢性肝炎のケアのポイント

慢性肝炎では，自覚症状がほとんどないことが多く，患者さん自身も疾患の自覚を持ちにくいため，治療のスケジュールに合わせた活動量のコントロールができているか，休息が十分とれているかを把握することが重要です．

数値がこのように増加すると，急性増悪していることが考えられ，急性肝炎と同様の症状が出現するため，同様の対応が必要になります．

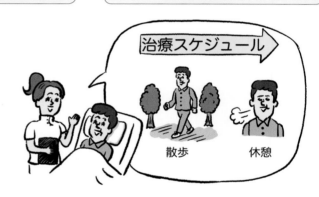

治療スケジュール

散歩　　休憩

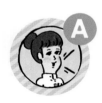

AST＞ALTパターンで値が増加する場合，
多くはウイルス性肝炎の慢性化です．
慢性肝炎になると，食欲不振や全身倦怠感などの症状が現れる場合もありますが，多くの場合症状がありません．
患者さん自身も疾患の自覚を持ちにくいため，治療のスケジュールに合わせた活動量を把握し，休息とのバランスをとることが大切です．

知識をリンク！：慢性肝炎が持続すると……

慢性肝炎は進行するにつれ，血算検査で，血小板減少，白血球減少がみられます．さらに凝固因子量を反映するPT(プロトロンビン時間)の延長，APTT(活性化部分トロンボプラスチン時間)の延長，ヘパプラスチンテストの延長が認められるようになります．

つまり，肝機能の低下に伴い血液凝固因子も低下し，出血傾向を示すということです．そのため，出血の原因となる転倒や転落，打撲などを予防，およびADL(日常生活動作)の援助が必要です．

3. 潰瘍性疾患（胃・十二指腸潰瘍）の検査値について説明しよう！

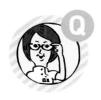

胃・十二指腸潰瘍はどのような疾患ですか？

◆ 胃・十二指腸潰瘍とは

胃・十二指腸潰瘍とは，胃・十二指腸壁がなんらかの影響で，粘膜下層より深い層まで欠損し，潰瘍となった状態です．

心窩部痛，嘔気，腹部膨満感が一般的にみられるほか，嘔吐，食欲不振，消化管出血なども起こります．消化管からの出血は主に吐血，下血などの症状として現れます．

胃壁内の大きな静脈が損傷された場合は，大量出血（大量吐血）を引き起こします

さらに，潰瘍が胃壁を貫通すると，穿孔（胃や十二指腸に穴が開く）という重篤な合併症を引き起こし，この場合は激烈な心窩部痛，腹膜刺激症状，ショックなどを引き起こします．

吐血やタール便が確認できれば，上部消化管出血が疑われます．胃・十二指腸潰瘍は，上部消化管出血の原因として頻度が高い疾患です．

吐血

消化管から出血した血液成分を嘔吐することです．通常，トライツ（Treitz）靱帯より口側に出血源があり，中等量以上の出血によって起こります．

血液は胃酸と混じりヘモグロビンが塩酸ヘマチンに変化し，黒褐色あるいは暗赤色を呈します．ただし，出血量が多い場合は鮮紅色を呈します．

下血

上部消化管から出血した血液成分が変性し，黒色便（タール便）を肛門から排出することであり，上部・下部すべての消化管からの出血で起こりうるとされています．

下部からの出血でも，腸管内に長く停滞した場合には黒色便となりえます．

● 胃壁の欠損程度による胃潰瘍の分類

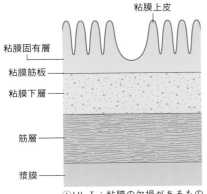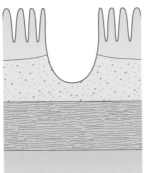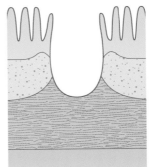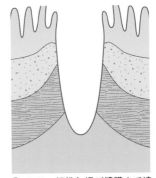

①UI-Ⅰ：粘膜の欠損があるものの，粘膜筋板まで達しておらず，粘膜固有層内まで．びらんである

②UI-Ⅱ：組織欠損が粘膜筋板を越えるが，粘膜下層までである

③UI-Ⅲ：組織欠損が粘膜下層を越え，筋層までに及ぶ

④UI-Ⅳ：組織欠損が漿膜まで達するもの．場合によっては漿膜を越え，穿孔を起こすものもある

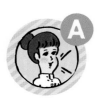

胃・十二指腸潰瘍とは，胃・十二指腸壁が潰瘍となった状態です．心窩部痛，嘔気，腹部膨満感が一般的にみられるほか，嘔吐，食欲不振，消化管出血なども起こります．
胃・十二指腸潰瘍は，上部消化管出血の原因として頻度が高い疾患です．

知識をリンク！：吐血，下血，喀血

吐血は，消化管からの出血を口から吐き出すことで，気管支や肺からの出血の場合は喀血といって，吐血とは区別されます．

種類	消化管出血		呼吸器系の出血
	吐血	下血	喀血
原因	食道，胃，十二指腸など上部消化管から出血した場合にみられる口から出たもの	上部消化管だけでなくそれ以下の小腸や大腸など消化管全体の出血で，肛門から排泄されたもの	気管，気管支や肺などの呼吸器系器官から出血したものが，咳や痰の喀出と同時に口や鼻から出たもの
出血の性状	鮮血：食道からの出血など コーヒー残渣様：胃液と混入	黒色便（タール便）：上部消化管 赤い鮮血便：横行結腸以下 粘血便	血痰 鮮紅色 泡沫状
疾患	胃潰瘍 十二指腸潰瘍 食道静脈瘤 胃がん 出血性胃炎 マロリー・ワイス症候群など	腫瘍性：ポリープ，がん 炎症性：クローン病，潰瘍性大腸炎 感染性：腸炎や薬剤性腸炎 血管性：虚血性大腸炎，痔 その他：大腸憩室など	肺結核 肺がん 気管支拡張症 非結核性抗酸菌症 外傷による肺挫傷や気管・気管支損傷

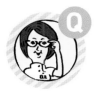

Q 胃・十二指腸潰瘍で重要な検査値は何ですか?

◆ 胃・十二指腸潰瘍の重要な検査値

● 血液一般

❶ RBC (赤血球数)

❷ Hb (ヘモグロビン濃度)

❸ Ht (ヘマトクリット値)

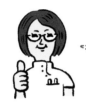

赤血球数は赤血球の数を,ヘモグロビン濃度は赤血球の中に含まれるヘモグロビンの量を,ヘマトクリット値は赤血球が血液全体に占める容積の割合を表し,互いに連動しています.

❶ RBC (男性 427〜570 万 /μL,女性 376〜500 万 /μL)

※( )内は基準値

赤血球はヘモグロビンや塩類,酵素を含み,肺から組織へ酸素を運搬し,組織から肺へ二酸化炭素を運搬します.

赤血球は骨髄で毎日約200億個が生産され,同量が崩壊していますが,このバランスがなんらかの原因で崩れたときに数値の変化が出現します.

❷ Hb (男性 13.5〜17.6 g/dL,女性 11.3〜15.2 g/dL)

※( )内は基準値

ヘモグロビンは赤血球の中にあり,細胞のエネルギー産生(活性)のための酸素を吸着します.

また,不要になった代謝産物(二酸化炭素)を吸着する働きがあります.

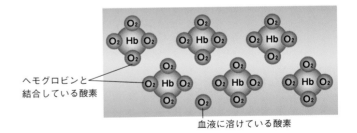

ヘモグロビンと結合している酸素

血液に溶けている酸素

❸ Ht (男性 39.8〜51.8 %,女性 33.4〜44.9 %)

※( )内は基準値

血液中に占める赤血球の割合(%)のことをいいます.

消化管出血の初期では，いきなりHbやHtが出血量に見合った低下をするわけではありません．そのため，HbやHtがそれほど低下していないからといって，「あまり出血していない」と判断するのは危険です．

一般的にヒトの循環血液量は体重の約1/13といわれており，体重あたりに占める血液量は8％程度です．血管内に存在している水分が体重の約5％で，これは，血液の中に占める赤血球の割合（Ht）が約40％，残りが血液の中に含まれる水分で，その割合が約60％であることから換算されます【8％（体重あたりに占める血液量）× 0.6（血液に含まれる水分）÷ 5％】．たとえば，体重60kgの人であれば，【60kg（体重）× 0.08（体重あたりに占める血液量）÷ 4.8kg】で4.8kgの血液が体内に存在していることになります．

出血している場合，血液が血管内から失われる際に血球成分も水分も均等に失われます．血管内容量の不足を補うために細胞間質から水が移動することや，輸液による血管内容量増加で血球成分が薄まることで，結果としてHbやHtの低下を呈することになります．そのため，消化管出血の初期では，HbとHtの値では出血量の目安にはならないことを知っておきましょう．

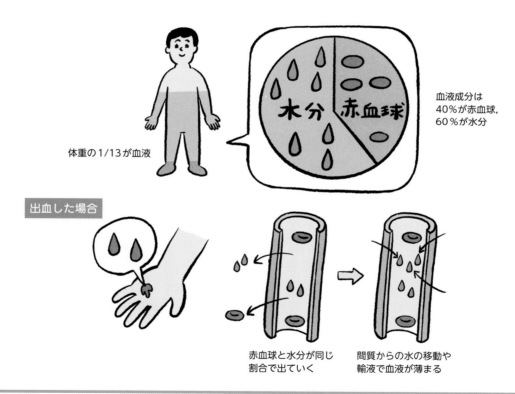

体重の1/13が血液

血液成分は
40％が赤血球，
60％が水分

出血した場合

赤血球と水分が同じ
割合で出ていく

間質からの水の移動や
輸液で血液が薄まる

● **腎機能**

❹ BUN（血清尿素窒素）	❺ Cr（血清クレアチニン）

❹ BUN（8.0〜20.0 mg/dL）

※（　）内は基準値

血清尿素窒素（BUN）は，食物や組織のタンパク質が分解されて生じたアンモニアが主に肝臓で代謝され，最終的に腎臓で排泄されるタンパク質の最終代謝産物です．

BUNは食事やタンパク異化，脱水などの腎臓以外の因子による影響を大きく受けます．そのため，こうした因子に影響されにくい血清クレアチニン（Cr）との比較をみることが重要です．

❺ Cr（男性 0.6〜1.1 mg/dL，女性 0.45〜0.8 mg/dL）

※（　）内は基準値

血清クレアチニン（Cr）は，筋肉のエネルギー源となるアミノ酸の一種であるクレアチンの代謝産物です．最終代謝産物として尿中に排泄されます．

また，Crは95％が骨格筋に送られ，筋肉中に蓄えられてエネルギー代謝に重要な役割を果たします．

Crは血液により腎臓に運ばれますが，BUNの場合にみられるような腎外性因子（消化管出血など）の影響をほとんど受けません．そのため，糸球体が血漿を濾過する能力など，腎機能を正確に知ることができます．

腎機能に障害が起こると，排泄されないためにCrの血中濃度は高くなります．

◆ BUNの上昇原因

BUNが上昇する原因の代表としては，腎不全があります．これは尿素が腎臓から尿中に排泄されにくくなることから，BUNが上昇することの説明がつきます．

もう1つの原因に上部消化管出血があります．血液中に存在しているヘモグロビンのグロビンはタンパク質で構成されているため，消化管で分解されるとアミノ酸になり，消化管から吸収されます．アミノ酸の吸収が増加することで，アンモニア産生から尿素も増加し，BUNが上昇することになります．

上部消化管出血では，消化管内に出血した血液由来のタンパクが小腸で吸収されるため，Crに比べてBUNが上昇します．

BUNは腎機能の指標のように考えがちですが，緊急上部消化管内視鏡検査に踏み切るための判断材料の1つとしても有用であり，消化管とも密接に関係しています．

消化管出血の病態では，血管内から血液が喪失しているため，貧血を呈することがほとんどです．したがって，消化管出血している患者さんでは，❶RBC（赤血球数），❷Hb（ヘモグロビン濃度），❸Ht（ヘマトクリット値）の検査値を確認し，貧血の程度を観察します．
また，出血に伴う循環血液量減少性ショックの有無を検査値からも判断していきます．
さらに，上部消化管出血では❹BUN（血清尿素窒素）が上昇するため，上部消化管出血と下部消化管出血を鑑別していくなかで，参考となる検査データである❹BUN（血清尿素窒素）と❺Cr（血清クレアチニン）がとくに重要です．

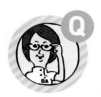

Q 胃・十二指腸潰瘍の検査値と ケアのポイントは何ですか？

◆胃・十二指腸潰瘍の検査値のポイント

消化管出血による貧血を診断するうえで，血液検査は必要不可欠です．

貧血の血液検査では，RBC，Hb，Htの3項目が基本となり，なかでも重視されるのがHbです．

貧血は，酸素運搬能力を示すHbで判断します．脱水による血液の濃縮や，水分過剰による血液の希釈がないか臨床所見から確認したうえで，Hbに注目します．

貧血の判断は，Hbが成人男子13g/dL以下，成人女子12g/dL以下を目安にします．

血液検査の結果から，RBC，Hb，Htが検査基準値より低下を認めていれば，貧血であることがわかります．

●血液一般

①RBC(赤血球数) ②Hb (ヘモグロビン濃度) ③Ht (ヘマトクリット値)	→ 低値 → 貧血である

BUN，Crともに基準値を超えていれば，脱水や軽度の腎機能障害を示唆していることも考えられますが，BUNとCrの比を見ていきます．

BUN/Cr比は基準値が「10」で，「10以上と10以下」が異常値となります．

消化管出血では，BUN/Cr比は10以上になります．

●腎機能

④BUN (血清尿素窒素) ⑤Cr (血清クレアチニン)	→ 高値 → 消化管出血の可能性

●貧血の判断の目安(Hb)

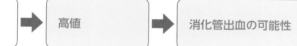

成人男子
13g/dL 以下

新生児
13g/dL 以下

成人女子
12g/dL 以下

学童
12g/dL 以下

乳幼児
11g/dL 以下

高齢者
11g/dL 以下

妊婦
11g/dL 以下

◆ 胃・十二指腸潰瘍のケアのポイント

検査結果とともに，現病歴の数日前からの便の状態の確認をすることが重要です．たとえば黒色便（タール便）を自覚していたのであれば，いつからそうであったのかを問診し，経過を考え，いつから胃・十二指腸潰瘍からの持続的な出血があったのか予測します．

また，RBC，Hb，Htから貧血が認められれば，循環動態が不安定になりつつあることが考えられます．その場合，まずは患者さんがショックの徴候がないかを見逃さないことが重要です．

さらに，消化管出血により悪心・嘔吐，腹部の不快感などの消化器症状がないかも確認が必要です．

なお，消化管出血が大量であった場合，血管の確保の際には大量の輸液や輸血の可能性も考え，太い末梢静脈路を可能であれば2本以上確保します．

消化管出血の診断には，内視鏡検査が必要になりますが，内視鏡検査を行う際には，患者さんの全身状態が安定していることが原則になります．

● 出血性ショックの重症度（参考）

重症度	出血量	血圧 (mmHg)	脈拍	Ht値 (%)	CVP	尿所見	症状
無症状 (pre shock)	15％以下 (750mL)	正常	正常ないしやや促進，110以下	42	正常	正常またはやや減量	症状はないか，あっても精神的不安，立ちくらみ，めまい，皮膚冷感程度
軽症ショック (mild shock)	15〜25％ (1,250mL)	90〜100 /60〜70	多少促進，100〜200の頻脈	38	低下	乏尿傾向	顔面蒼白とくに眼瞼結膜，四肢冷感，冷汗，倦怠感，生あくび，口渇，めまいから失神
中等度ショック (moderate shock)	25〜35％ (1,750mL)	60〜90 /40〜70 脈圧減少	120以上の著明な頻脈	34	著明に低下	乏尿(5〜15mL/時)	不穏，蒼白，口唇，爪退色，毛細血管退色，再充血試験が明らかに陽性
重症ショック (severe shock)	35〜45％ (2,300mL)	40〜60 /20〜40	触れにくい，120以上	30以下	0に近い	無尿	意識混濁，極度の蒼白，チアノーゼ，末梢冷汗，反射低下，虚脱状態，呼吸浅迫
危篤ショック (profound shock)	45％以上 (2,300mL以上)	40〜0	触れない	20〜10	≒0	無尿	昏睡様，虚脱，斑点状チアノーゼ，下顎呼吸，不可逆性ショックへ移行する危篤状態

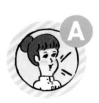

①RBC（赤血球数），②Hb（ヘモグロビン濃度），③Ht（ヘマトクリット値）が検査基準値より低下を認めていれば，貧血であることがわかります．
その際，患者さんがショックの徴候がないかを，さらに，消化管出血により悪心・嘔吐，腹部の不快感などの消化器症状がないか確認します．

4. 急性膵炎の検査値について説明しよう！

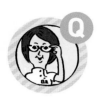

急性膵炎はどのような疾患ですか？

◆急性膵炎とは

膵臓は大きく分けて，インスリンなどホルモンを分泌する働きと，脂肪などの消化を助ける2つの働きがあります．膵液は通常，膵臓内では消化作用が発揮されず，十二指腸に分泌されてはじめて消化作用を発揮します．

しかし，さまざまな原因により膵液が膵臓内で消化作用を発揮してしまい，自己融解が起こることで膵炎が発症してしまいます．

急性膵炎は「膵臓の急性炎症で，ほかの隣接する臓器や遠隔臓器にも影響を及ぼしうるもの」と定義され，難治性膵疾患の指定を受けており，受療した患者数は年々増加しています．男女比は1.9：1です．

◆急性膵炎の病因

日本における急性膵炎の発症原因は，アルコール性，胆石性，特発，特発性が上位を占めています．男性ではアルコール性が多く，女性では胆石性が多くみられています．

主な症状として，持続する上腹部痛や左肩から放散する背部痛や発熱，悪心・嘔吐があります．

● **膵炎による腹痛に特徴的な症状**
- 上腹部に限局する体性痛
- 背部に放散する
- 持続性で，疝痛ではない
- 鎮痛薬が奏効しにくい（消化液による化学的障害のため）
- アルコール・脂肪摂取によって増悪しやすい（消化液分泌のため）
- 仰臥位で増強して，前屈姿勢や胸膝位で軽減する（後腹膜臓器のため）

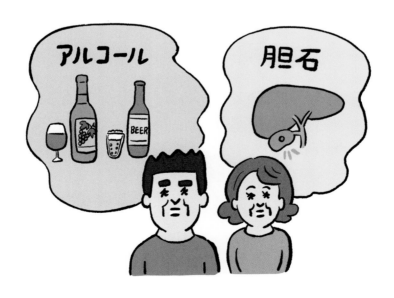

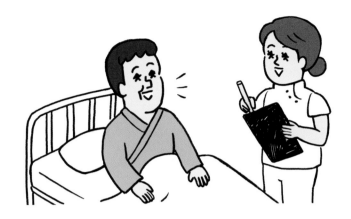

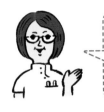
治療の評価を医師だけではなく看護師も行えることで，重症化にいたる変化により早く気づき，重症化を阻止できるかもしれません．看護師には患者さんの症状の変化をとらえ，検査値も含め総合的にアセスメントする力が求められます．

◆ 予後

　急性膵炎は，軽症であれば絶食や輸液などの治療で改善し，高い確率で治癒が望めます．

　重症例では死亡率も高く，重症急性膵炎と診断された際には，より高度な治療を行える施設への転院なども考える必要があります．重症化を防ぐためには迅速な初期治療が重要になります．

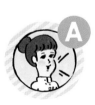
急性膵炎は，消化酵素を含む膵液が，膵臓内で消化作用を発揮してしまい，自己融解を起こす疾患です．
ほかの臓器にも影響を及ぼす可能性があります．
発症原因は，男性ではアルコール性が多く，女性では胆石性が多くみられます．

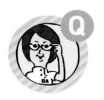

急性膵炎で重要な検査値は何ですか？

◆急性膵炎の重要な検査値

急性膵炎は，初発症状として腹痛，悪心・嘔吐などが多くみられます．しかし，これらの症状は，ほかの急性腹症などでもみられる症状です．

そこで，急性膵炎とほかの急性腹症を鑑別するために，血中アミラーゼや血中リパーゼなどの膵酵素の上昇の有無を確認します．腹部症状とともに検査値も確認します．

●膵酵素

❶血中アミラーゼ	❷血中リパーゼ

❶血中アミラーゼ（42～124 IU/L）

※（ ）内は基準値

血中アミラーゼは，血中リパーゼに比べ迅速に測定できます．しかし，

1) 慢性膵炎を背景とするアルコール性膵炎の場合，血中アミラーゼが上昇しないこともある
2) 血中アミラーゼはほかの膵酵素に比べ発症後すみやかに低下し，異常高値が持続する期間が短い
3) 膵疾患以外でも異常高値を示すことがある

などの点に注意が必要です．

❷血中リパーゼ（6～48 IU/L）

※（ ）内は基準値

血中リパーゼは，血中アミラーゼに比べ異常高値を示す期間が長く，急性膵炎の診断に有用です．しかし，血中リパーゼは迅速性の点で血中アミラーゼに劣るため，どちらも測定するほうが望ましいとされています．

どちらの検査値も，その特徴を考慮し判断していくことが重要になります．

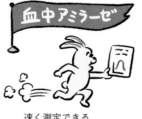

速く測定できる

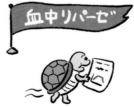

測定に時間がかかる

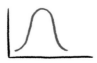

異常高値を示す期間が短い

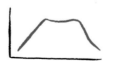

異常高値を示す期間が長い

● 肝胆道系酵素

❸γ-GTP
❹AST（GOT）

❺ALT（GPT）
❻T-Bil（血清総ビリルビン）

❸γ-GTP（男性10〜80 IU/L，女性 10〜40U/L）
❹AST（10〜40 IU/L）
❺ALT（5〜42 IU/L）
❻T-Bil（0.20〜1.10 mg/dL）

※（ ）内は基準値

急性膵炎の場合

急性膵炎では，アルコール性と胆石性による発症が多くみられます．

γ-GTPはアルコールに敏感に反応します．またAST（GOT）やALT（GPT）など，ほかの肝胆道系酵素よりも早くに異常値を示します．

急性膵炎の診断を受けた患者さんで，γ-GTPだけが高値を示している場合，アルコール性の膵炎を疑います．

胆石性膵炎の場合

胆石性膵炎は，胆石による膵液の流出障害や胆泥※による胆管や膵管の閉塞により発症します．急性膵炎の診断を受けた患者さんに多量の飲酒歴がなく，検査値で血清ビリルビン，γ-GTP，AST（GOT），ALT（GPT）が高値を示した場合，胆石性膵炎の可能性を疑います．この場合，身体所見では黄疸がみられるかもしれません．

※胆泥とは，胆汁が濃縮されて泥状になったもの

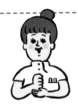

● 酸塩基平衡

❼BE，lactate，pH，HCO₃⁻ など

❼BE（−2.5〜＋2.5 mmol/L）
lactate（0.56〜1.39 mmol/L）
pH（7.36〜7.44）
HCO₃⁻（22〜24 mmol/L）

※（ ）内は基準値

● 電解質

❽Na：ナトリウム

❽Na（135〜148 mEq/L）

※（ ）内は基準値

● 腎機能

❾BUN（血清尿素窒素），❿Cr（血清クレアチニン）

❾BUN（8.0〜20.0 mg/dL）
❿Cr（男性 0.6〜1.1 mg/dL，女性 0.45〜0.8 mg/dL）

※（ ）内は基準値

急性膵炎の初期病態

　急性膵炎の初期病態として，血管透過性の亢進に伴い血管内脱水を呈する場合があります．これは，炎症が起こり，各種サイトカインの発生に伴い血管内皮細胞が傷害されるためです．脱水は病態を悪化させる原因にもなりかねないので，急性膵炎の治療においてまず行うのは**十分な輸液**です．急性膵炎の発症初期に生じた脱水が改善されない場合，循環障害から臓器不全をきたし，重症化の道をたどります．

　脱水の指標として，生化学検査を行っている場合，腎機能や電解質の変化が確認できます．たとえば，BUNが上昇しCrが大きく変化しない場合は脱水の可能性があります．また，Naの上昇でも脱水の可能性があります．もちろん，どちらも脱水以外の原因も考えられるので，患者さんのそれ以外のデータもあわせて判断します．

　血液ガス分析が可能な場合，酸塩基平衡は血液の組織還流を考慮するデータとなります．lactate（血中乳酸値）の上昇は，組織低還流を示唆します．また，さらに症状が悪化し重症急性膵炎になると，代謝性アシドーシスをきたし，塩基余剰（BE）が低下します．BEやBUNは重症度判定の項目にも含まれています．

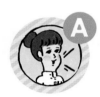

急性膵炎とほかの急性腹症を鑑別するために，
❶血中アミラーゼや❷血中リパーゼなどの膵酵素の上昇の有無を確認します．
❷血中リパーゼは，❶血中アミラーゼに比べ異常高値を示す期間が長く，急性膵炎の診断に有用ですが，❷血中リパーゼは迅速性の点で❶血中アミラーゼに劣るため，どちらも測定するほうが望ましいとされています．

Lesson 13

内分泌・代謝疾患の検査値の見方・考え方

脂質異常症は，以前は高脂血症とよばれていた病気です．HDL(いわゆる「善玉」)コレステロール値が
低い場合も問題となる病気のため，「脂質異常症」とよばれるようになりました．

1. 脂質異常症の検査値について説明しよう！

Q 脂質異常症はどのような疾患ですか？

◆ 脂質異常症とは

　脂質異常症とは，原因にかかわらず，コレステロール，トリグリセライドが血中に過度に存在し，それらが虚血性心疾患をはじめとする，さまざまな疾病や病態の原因になることが予想される，またはすでにそれらを引き起こしてしまっている状態のことをいいます．

　脂質異常は自覚症状がなく，そのため自分では全く気づいていないことも多いのです．

　脂質異常が疑われるきっかけは，現代では，まず検診で高コレステロール血症，高LDLコレステロール血症，高トリグリセライド血症を指摘されたとき，あるいは，これらの異常(高脂血症)が危険因子(原因)となる疾患(心筋梗塞，狭心症)が発症したときです．

脂質異常症の分類

　脂質異常症は，その原因によって「原発性高脂血症」と「二次性(続発性)高脂血症」の2つに分けられます．

　さらに，異常値を示す脂質の種類により「高LDLコレス

テロール血症」「低HDLコレステロール血症」「高トリグリセライド血症」に分けられます．

　もう少し細かく分類すると，「高LDLコレステロール血症」と「高トリグリセライド血症」は，「先天的要因のもの」「原因が不明なもの」「糖尿病など二次的な要因によるもの」に分けられます．ただし1人の患者さんが複数のタイプをあわせもっていることもあります．

　このように，脂質異常の原因はさまざまであっても，高コレステロール血症や高トリグリセライド血症の状態が長く続くとさまざまな合併症を生じます．

　高LDLコレステロール血症では，LDLが酸化し，血管壁を損傷します．血管壁の損傷により血管内皮同士の間に間隙が生じ，そこにコレステロールが沈着して，プラーク形成を伴う粥状動脈硬化が発生します．

　脂質異常症は，動脈硬化を進行させて心筋梗塞や脳梗塞の危険性を高めます．実際に入院している心筋梗塞や脳梗塞の患者さんの基礎疾患の多くに，この脂質異常症がある可能性も高いといえます．

●〈参考〉粥状動脈硬化

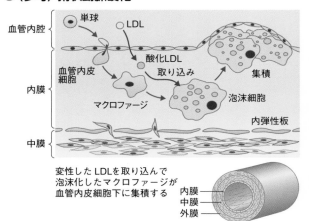

血管内腔
内膜
中膜

単球
LDL
酸化LDL
取り込み
血管内皮細胞
マクロファージ
集積
泡沫細胞
内弾性板

変性した LDL を取り込んで
泡沫化したマクロファージが
血管内皮細胞下に集積する

内膜
中膜
外膜

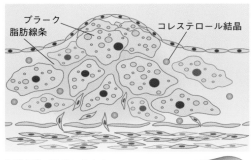

プラーク
脂肪線条
コレステロール結晶

泡沫細胞が集積したあと
脂肪線条を形成し，
進行するとプラークを形成する

プラーク

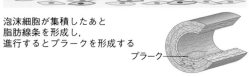

A
脂質異常症とは，血液中の脂質であるコレステロールや
中性脂肪の値が異常となる（多くの場合高い）病気のことです．
原因によって「原発性高脂血症」と「二次性（続発性）高脂血症」の
2つに分けられ，さらに，異常値を示す脂質の種類により
「高 LDL コレステロール血症」，「低 HDL コレステロール血症」，
「高トリグリセライド血症」に分けられます．

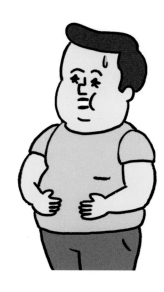

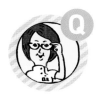

Q 脂質異常症で重要な検査値は何ですか？

◆ 脂質異常症の重要な検査値

　脂質異常症の診断で重要なTC（総コレステロール），HDL-C（HDLコレステロール），TG（トリグリセライド），LDL-C（LDLコレステロール）は，血清中に存在し，しかも一般臨床で測定できる脂質の代表例です．『動脈硬化性疾患予防のための脂質異常症診断ガイド2018年版』では，non-コレステロールHDL-C（non-HDLコレステロール）が加わりました．

　HDLやLDLは，脂質が移動用に乗るための"乗り物"で「リポタンパク」とよばれ，それ自身も脂質です．コレステロール，TG，PLは，このリポタンパクに乗って血中を移動していきます．

　リポタンパクには，比重の違いによってカイロミクロン，VLDL（very-low-density lipoprotein，超低比重リポタンパク），LDL（low-density lipoprotein，低比重リポタンパク），IDL（intermediate-density lipoprotein，中間比重リポタンパク），HDL（high-density lipoprotein，高比重リポタンパク），VHDL（very-high-density lipoprotein，超高比重リポタンパク）があり，それぞれ構成する脂質の割合が異なっています．

　リポタンパクは脂質単独（たとえばコレステロール単体）よりは水になじみやすく，血中を移動しやすいという特徴があります．

● カイロミクロン，LDL，HDL移動のメカニズム

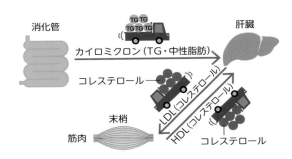

カイロミクロン：腸管より吸収された脂肪を肝臓（肝細胞）まで運ぶ乗り物で，中の脂質はTGがほとんで，少量のコレステロールを含んでいます．

LDL：肝臓（肝細胞）より末梢組織に脂質を運ぶ乗り物で，中に乗っているのはTGも含まれますが，コレステロールがほとんどです．

HDL：末梢組織より肝臓（肝細胞）に脂質を運ぶ乗り物で，LDL同様，中に乗っているのはTGも含まれますが，コレステロールがほとんどです．

● 脂質・脂質代謝産物

❶TC（総コレステロール）
❷HDL-C（HDLコレステロール）
❸TG（トリグリセライド）
❹LDL-C（LDLコレステロール）
❺non-HDL-C（non-HDLコレステロール）

❶TC（140～219 mg/dL）

※（　）内は基準値

　TCとは，血液中のコレステロールの総量のことです．コレステロールは，脂質であるために水に溶けにくく，血液中ではLDL，VLDL，IDL，HDLなどのリポタンパクという乗り物に乗った形で存在します．

　TCはすべての乗り物に乗っているコレステロールの総和です．

　コレステロールや中性脂肪は水に溶けませんが，リポタンパクはミセルといって水に溶ける脂質の運搬体です．

　コレステロール過剰摂取と過剰産生のために血中濃度が高くなると，高コレステロール血症を生み，主成分であるLDLコレステロールが動脈壁に蓄積し動脈硬化症の原因となります．

❷ HDL-C（男性 40〜99 mg/dL，女性 40〜109 mg/dL）

※（　）内は基準値

HDL-Cとは，「高比重リポタンパク」中に含まれるコレステロールのことです．HDLはタンパク質の含有量が多いリポタンパクです．HDLは血清中に含まれているコレステロールの約30％を占めます．

肝臓から末梢へのコレステロールの運搬は，主にLDLが行いますが，HDLは末梢で不要になったコレステロールを取り込み，肝臓への転送を行います．

不要になったコレステロールを取り込むために，抗動脈硬化作用があり，一般に「善玉コレステロール」とよばれています．

つまり，LDLコレステロールとは，「LDLに乗っているコレステロール」でHDLコレステロールとは，「HDLに乗っているコレステロール」です．

● HDL移動のメカニズム

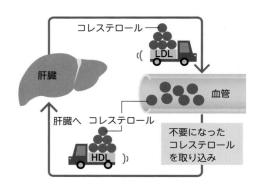

肝臓から末梢へのコレステロールの運搬はLDLが行い，末梢で不要になったコレステロールはHDLが肝臓に転送します．

❸ TG（50〜149 mg/dL）

※（　）内は基準値

TGは，一般に「中性脂肪」とよばれています．TGは3個の脂肪酸と3個のグリセロール（糖アルコール）がエステル結合したもので，厳密には中性脂肪の約95％がTGで，残りの約5％がモノグリセリドとジグリセリドです．

余剰なグルコースは，肝臓にTGとして貯蔵されます．

TGはグルコースが不足した場合のエネルギー源となるほか，組織の維持，外界からの衝撃緩和，体温維持などの働きをしています．分泌過剰のときは，脂肪組織に蓄えられます．

TGは肝臓で合成されるアポタンパクに取り込まれ，VLDL，さらにVLDLはリポタンパクリパーゼ（LPL）によりIDL，LDLとなり，この代謝過程が障害されると高値を示します．

肥満や糖尿病ではLPLの活性を低下させ，遊離脂肪酸を増加させるので，TG合成が亢進され高値となりますが，肝硬変などの重症肝障害では，肝臓での合成能が低下するために，TGは低値を示します．

● HDL移動のメカニズム

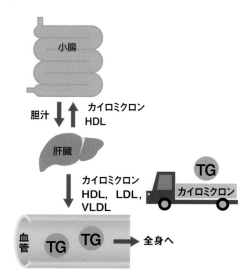

食直後は，吸収された食物中の脂肪（TG）が，カイロミクロンという乗り物に乗って血液中に逸脱する（あふれ出る）ため血中の脂肪（TG）濃度が増加します．

❹LDL-C（70～120 mg/dL）

※（　）内は基準値

LDLとは、「**低比重リポタンパク**」、つまり比重が軽いコレステロールの含有量が多いリポタンパクで、血液中のコレステロールの約75％を占めます。

肝臓で合成されたコレステロールは、リポタンパクLDLに取り込まれ、LDLは血液中を流れて、末梢組織にある受容体に取り込まれ、細胞膜構成成分として利用されます。

しかし、LDLコレステロールの増加は末梢へのコレステロールの供給過剰となり、血管内皮下に蓄積したLDLコレステロールは、動脈硬化プラークを形成します。プラークは血流により亀裂を生じて破綻し血栓を形成して、臓器の虚血性病変を引き起こします。そのためLDLは動脈硬化の代表的な危険因子として、一般的に「悪玉コレステロール」とよばれています。

● **LDL移動のメカニズム**

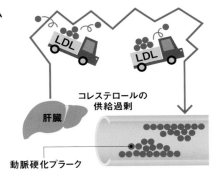

❺non-HDL-C（90～149 mg/dL）

※（　）内は基準値

non-HDL-Cは、TCからHDL-Cを引いた残りの脂質のことをいいます（non-HDL-C＝TC－HDL-C）。

170mg/dL以上であれば高non-HDLコレステロール血症と診断されます。

150～169mg/dLは、境界域高non-HDLコレステロール血症となり、高リスク病態がないか検討し、治療の必要性を考慮します。

脂質異常症では、血清中に存在し、
しかも一般臨床で測定できる脂質の検査値である
❶TC（総コレステロール）、❷HDL-C（HDLコレステロール）、
❸TG（トリグリセライド）、❹LDL-C（LDLコレステロール）、
❺non-HDL-C（non-HDLコレステロール）が重要です。

2. 脂質異常症の検査値とケアのポイントについて説明しよう！

脂質異常症には，コレステロールが中心となって増えるもの，トリグリセライド(TG，中性脂肪)が中心となって増えるものと，さまざまです．

ここでは異常値を示す脂質の種類による「高LDLコレステロール血症」「低HDLコレステロール血症」「高トリグリセライド血症」について解説していきましょう．

Q 高コレステロール血症の検査値とケアのポイントは何ですか？

◆ 高コレステロール血症の検査値のポイント

高コレステロール血症は，TCが220mg/dL以上，高LDLコレステロール血症としてLDL-Cが140mg/dL以上と定義されています．なお，LDL-Cが120〜139mg/dLの場合は境界域高LDLコレステロール血症となり，高リスク病態がないか検討し，治療の必要性を考慮します．

● 高コレステロール血症

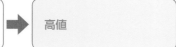

| ①TC ④LDL-C | ➡ | 高値 |

◆ 高コレステロール血症のケアのポイント

TCが高値を示している場合は，食生活とともに運動習慣や運動量を把握し，肝臓の状態(脂肪肝の有無)や脾臓の状態を観察します．

LDL-Cの高値，なかでも家族性高コレステロール血症などは，遺伝が大きく影響するので，家族歴の把握が重要です．

高LDLコレステロール血症では，食事療法，運動療法，薬物療法が行われます．

高LDLコレステロール血症の食事療法の基本は，糖質の量を含めた総カロリー制限と脂肪分の摂取制限です．

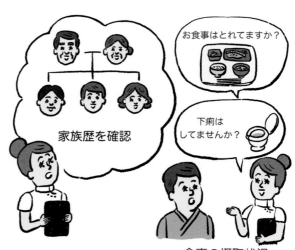

お食事はとれてますか？

下痢はしてませんか？

家族歴を確認

食事の摂取状況，便の性状を確認

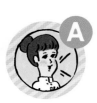

A 高コレステロール血症は，TCが220mg/dL以上，高LDLコレステロール血症としてLDL-Cが140mg/dL以上と定義されています．
高LDLコレステロール血症では，食事療法，運動療法，薬物療法が行われ，食事療法の基本は，糖質の量を含めた総カロリー制限と脂肪分の摂取制限です．

Q 高トリグリセライド血症の検査値と
ケアのポイントは何ですか？

◆ 高トリグリセライド血症の検査値のポイント

　高トリグリセライド血症は，TG（トリグリセライド，中性脂肪）が150mg/dL以上と定義されています．

　高トリグリセライド血症の原因の第一は，採血時の食事の影響があります．

　12時間以上の絶食後の採血における血清TG値以外は，正しく測定されない可能性もありますので，注意が必要です．

● 高トリグリセライド血症

| ③TG | → | 高値 |

◆ 高トリグリセライド血症のケアのポイント

　TGは食後30分前後で上昇し，毎日飲酒する人では20mg/dL程度高くなります．また，夏よりも冬に高くなりやすく，男性は40歳以降，女性は閉経後に高値となります．

　TGは，コレステロールと同様，生活習慣と密接な関係があるため，食事療法や運動療法により生活改善の指導を行います．TGを増加させ，肥満の原因となる，高カロリー・高脂肪食，高糖質食，アルコール摂取を控えるように指導します．

　先天性の原因（リパーゼ欠損症など）による高TG血症では，1,000mg/dL以上の高値を示します．

　原発性の高TG血症では，500mg/dL以上となり，薬物療法が必要となります．

● 食事療法や運動療法による
生活改善指導

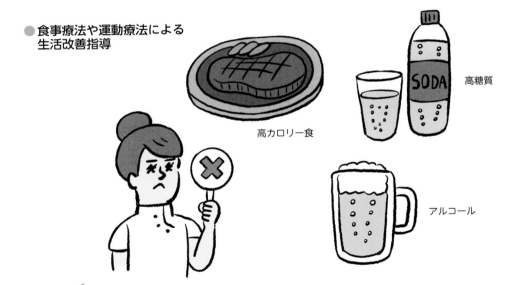

高カロリー食

高糖質

アルコール

A 高トリグリセライド血症は，TG（トリグリセライド，中性脂肪）が150mg/dL以上と定義されています．
肥満の原因となる，高カロリー・高脂肪食，高糖質食，アルコール摂取を控えるように指導します．

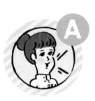

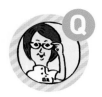

Q 低HDLコレステロール血症の検査値と ケアのポイントは何ですか?

◆ 低HDLコレステロール血症の検査値のポイント

　低HDLコレステロール血症は，HDLコレステロールが 40mg/dL以下と定義されています．

　HDLは肝臓でapoA-I（アポリポタンパクA-1）として合成され，末梢でコレステロールを取り込んでHDLコレステロールになります．

　肝細胞障害でapoA-Iの産生が低下すると，末梢からのコレステロールの回収が滞る結果，コレステロールの需給バランスが崩れ，血管壁にコレステロールが沈着し，動脈硬化が進行してしまいます．

◆ 低HDLコレステロール血症のケアのポイント

　HDLコレステロールの低下は，食習慣や運動不足，肥満，喫煙と関係しているので，これらを改善するための生活指導を行います．

　食事指導は，低コレステロール食品の摂取とカロリー減が中心となります．とくに，**トランス脂肪酸が含まれる加工食品**などは，HDLコレステロールを低下させるため注意します．

● 低HDLコレステロール血症

| ②HDL-C | → | 低下 |

● トランス脂肪酸が多く含まれる加工食品

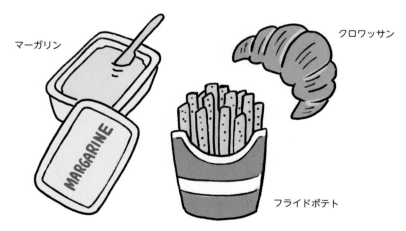

マーガリン

クロワッサン

フライドポテト

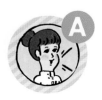

A 低HDLコレステロール血症は，HDLコレステロールが40mg/dL以下と定義されています．食事指導は，低コレステロール食品の摂取とカロリー減が中心となります．

3. 糖尿病の検査値について説明しよう！

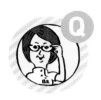

糖尿病はどのような疾患ですか？

◆ 糖尿病とは

人間は食事をしていないときでも，常にブドウ糖を必要とします．とくに脳細胞は通常，ブドウ糖のみがエネルギー源となるため，24時間の供給が必須です．そこで，食事をしていないときは，肝臓に蓄えられていたブドウ糖を血液中に放出して利用します．

ブドウ糖の取り込みには鍵となるインスリンが必要です．この役割を果たすために，インスリンは24時間常に膵臓から分泌されています（**インスリン基礎分泌**）．

これらの膵臓のインスリン分泌と臓器のブドウ糖の取り込みによって，血糖値は基準値に保たれるようにコントロールされています．この糖の流れになんらかの障害が生じた病態が「糖尿病」です．

糖尿病の特徴的な症状としては口渇，多飲，多尿，体重減少，易疲労感などがありますが，自覚がない場合も多くみられます．

◆ 糖尿病の分類

厚生労働省の『2019年国民健康・栄養調査結果』の推計によれば，糖尿病が強く疑われる人（糖尿病有病者）は約1,200万人にのぼり，糖尿病の可能性を否定できない，いわゆる糖尿病予備群は1,050万人もいます．

したがって，臨床では，糖尿病を基礎疾患にもちながら別の疾患に罹患し，その治療や手術のために入院している患者さんは多くいます．みなさんも臨地実習や臨床現場でこうした患者さんを受け持つ可能性は高いといえるでしょう．

糖尿病は血糖値のコントロールが重要になります．ここでは血糖値のコントロールに重要な検査値に主に焦点をあて，ケアへの活かし方をわかりやすく解説していきます．

本項では，2型糖尿病を取り上げますが，糖尿病は成因によって，①1型糖尿病，②2型糖尿病，③その他の特定の機序，疾患による糖尿病，④妊娠糖尿病，に分類されます．1型糖尿病と2型糖尿病の違いについては，しっかり理解しておきましょう．

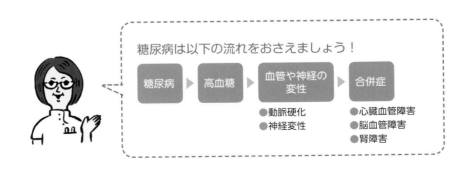

●1型糖尿病と2型糖尿病の違い

糖尿病の分類	1型糖尿病	2型糖尿病
日本における糖尿病患者の割合	約10%	約90%
発症年齢	小児〜思春期に多い	40歳以上に多い
成因	自己免疫・遺伝因子など	遺伝因子・生活習慣
家族歴	少ない	高頻度にあり
インスリン分泌	高度の障害	軽度〜中度の障害
治療	インスリン療法中心	食事療法・運動療法が優先
自己抗体	GAD抗体，IAA，ICA，IA-2抗体などの陽性率が高い	陰性

●1型糖尿病

　1型糖尿病は，インスリンを合成・分泌する膵臓ランゲルハンス島β細胞が破壊されることにより，インスリン分泌能が低下・消失し，インスリンが低下したために発症します．小児期から15歳の若年発症が多いです．

●2型糖尿病

　2型糖尿病は，遺伝的要因に環境的要因，生活習慣が加わって発症します．過食，運動不足などの生活習慣により肥満を生じると発症しやすいです．不規則な食事も血糖値の急激な上昇を導くため，糖尿病のリスクを高めます．

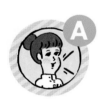

膵臓のインスリン分泌と臓器のブドウ糖の取り込みの流れに何らかの障害が生じた病態が「糖尿病」です．
糖尿病は成因によって，
①1型糖尿病，②2型糖尿病，③その他の特定の機序，疾患による糖尿病，④妊娠糖尿病，に分類されます．
わが国の糖尿病患者のうち，90%以上が2型糖尿病です．

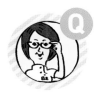

Q

糖尿病で重要な検査値は何ですか？

◆ 糖尿病の重要な検査値

糖尿病の診断は，尿検査，血液中のブドウ糖濃度である血糖値と赤血球中のヘモグロビンの糖化の割合を示すHbA1c値によって行われます．

このほかにも，臨床では，合併症である糖尿病腎症のモニタリングや，膵臓のインスリン分泌量を評価するための検査なども行われます．

● 尿・血液検査

❶血糖（BS：blood sugar）
❷75g経口ブドウ糖負荷試験
❸HbA1c
❹尿糖
❺ケトン体

❶血糖（空腹時血糖 60〜110 mg/dL，食後2時間値 100〜140 mg/dL）

※（ ）内は基準値

BS（血糖）は，文字通り血液中のブドウ糖（グルコース）の濃度です．食事によりその値は左右されます．血糖測定は迅速かつ簡便にできる点で，糖尿病の日常診断において重要な検査です．

ブドウ糖は血液中を流れ，インスリンの働きにより，骨格筋や脳，脂肪組織で消費されます．このとき各種ホルモンの調整で，血液中の糖はほぼ一定の状態に維持されています．

糖代謝にかかわるホルモンは，血糖値を下げるインスリンと，血糖値を上げるグルカゴンやコルチゾール，カテコラミンなどのインスリン拮抗ホルモンです．インスリン，グルカゴンは膵臓，コルチゾールやカテコラミンは副腎でつくられるため，これらの臓器に障害があると，ホルモンの分泌に異常が起こり，血糖値の異常をもたらします．

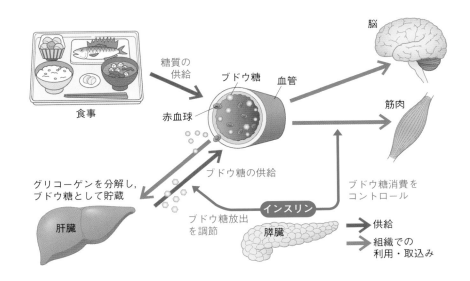

❷75g経口ブドウ糖負荷試験(空腹時100 mg/dL未満(正常値),110 mg/dL未満(正常高値),2時間値140 mg/dL未満)

※( )内は基準値

　検者に75gのブドウ糖を経口的に摂取させる前(負荷前)と,ブドウ糖摂取後(負荷後)の対象者の血糖を経時的に測定する検査です.

　慣例により空腹時(75gブドウ糖摂取直前),摂取後30分,60分,120分の血糖を測定します.

　同時に,採血,採尿を行い,血中インスリン,尿糖を測定します.

❸HbA1c(4.6〜6.2%)

※( )内は基準値

　HbA1c(糖化ヘモグロビン)は,赤血球中のヘモグロビンにどれくらい糖が結合(糖化反応)しているかをみる検査です.

　具体的には赤血球を破壊してヘモグロビンを取り出し,その糖化度を調べます.

　糖尿病では,総ヘモグロビンの6.5%以上が糖化されています.糖が一旦ヘモグロビンに結合すると赤血球が死ぬまで離れません.

　血糖値は,そのときの食事に左右されやすいのに対し,HbA1cは長期間の血糖値を反映します.このHbA1cの性質は,糖尿病のコントロールの指標として最適です.

　たとえば,血糖検査の2日前より節制して当日の血糖値がよくても,過去1〜2か月間の血糖値が高ければHbA1cは高値になります.

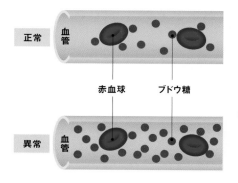

正常　血管

赤血球　ブドウ糖

異常　血管

ヘモグロビンは赤血球に含まれています.100個の赤血球のうち,いくつの赤血球に糖が結合しているかをみる検査です.

☝マストな用語

HbA1c(ヘモグロビンエーワンシー)

　HbA1cは,血液中の糖が赤血球のヘモグロビンと結合している割合です.

　糖は一旦ヘモグロビンと結合すると,赤血球の寿命(約120日)が尽きるまで元には戻りません.そのため,HbA1cは長期間の血糖値を反映する指標となります.

　血糖値の高い状態が続くと,ヘモグロビンに結合する糖の量が多くなるので,HbA1cは高くなります.

　血糖値の低い状態が続くと,ヘモグロビンに結合する糖の量が少なくなるので,HbA1cは低くなります.

❹尿糖(陰性(－))

※(　)内は基準値

　血液中の糖(グルコース)は，腎臓の糸球体で濾過された後，約95％が尿細管で再吸収されますが，糖の再吸収能力には限りがあり(糖排泄閾値)，血糖値がおよそ160～180mg/Lを超えると，吸収できずに尿中に排泄されます．そのため，尿糖が高い場合，糖尿病が疑われます．

　動脈硬化を伴った糖尿病の場合，腎臓の糖排泄閾値が高くなるため，起床直後の血糖値が高くても，尿糖は高値を示さないことがあります(とくに早朝尿の場合)．

　糸球体の再吸収能力が低下した場合，血糖値が正常範囲でも糖が検出される状態を腎性糖尿といいます．

　起床直後は血糖レベルが最も低く，糖が検出されにくいため，尿糖が高値であれば糖尿病である可能性が高いです．食後2時間の尿は，血糖レベルが最も上がるため，糖が検出されやすくなります．

❺ケトン体(陰性(－) 2.0 mg/dL以下)

※(　)内は基準値

　ケトン体はアセト酢酸，β-ヒドロキシ酪酸，アセトンの総称で，検査では主にアセト酢酸が測定されます．

　ケトン体はエネルギー源であるブドウ糖が不足したり，糖代謝に異常があった場合，代替エネルギー源として，肝臓で脂肪酸をβ酸化して産生されます．そのため，尿中の一定量以上のケトン体の存在は，糖尿病や飢餓状態を示唆しています．

　ケトン体自体が血液を酸性に傾ける作用があり，大量のケトン体の存在は血液を酸性化，つまりアシドーシスに導きます．

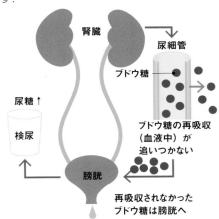

知識をリンク！ ：膵臓のインスリン分泌量評価に必要な検査

　Cペプチド(CPR)は，膵臓のランゲルハンス島のβ細胞がインスリンをつくるときにできる副産物であり(外因性．ただし注射したものではない)，患者さん自身の膵臓が産生，分泌しているインスリン量を反映しています．

　膵臓のインスリン分泌量の評価は，血中インスリン濃度を測定することで行います．ただし，血中インス

リン濃度測定は，外因性のインスリン(インスリン注射)のないときにのみに有効です．患者さんがインスリン療法を受けているときは，血中インスリン濃度測定にかわって，血中のCペプチドを測定します．

　さらに，24時間蓄尿し，その尿中のCペプチドの総量を測定することで1日の膵臓のインスリン産生分泌量を推測できます．

● インスリン分泌能

❻インスリン分泌指数	❼Cペプチド（CPR）

❻インスリン分泌指数（インスリン分泌指数 0.4以上）
※（　）内は基準値

インスリン分泌指数は，75g経口ブドウ糖負荷試験にて，負荷後30分の血中インスリン増加量を血糖値の増加量で除した値で，初期（30分）の血糖上昇に対してどれく

らいインスリンを分泌できる能力があるのかをみます.

インスリン分泌指数は，インスリンの初期の追加分泌の指標であり，糖尿病の初期からインスリンの初期分泌は障害される傾向があります．インスリン分泌指数0.4以下が糖尿病型です.

$$インスリン分泌指数 = \frac{血中インスリン値（30分値）（\mu U/mL）}{血糖値（30分値 - 0分値）（mg/dL）}$$

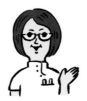

❼Cペプチド（〈血液〉0.5〜2.0 ng/mL　〈尿〉50〜100 μg/日）
※（　）内は基準値

インスリン分泌能の指標です．検査値が低値ならば，糖尿病の型（1型か2型か），腎臓や肝臓の疾患を推定することができます.

> 知識をリンク！ **：糖尿病腎症のモニタリングに必要な検査**

糖尿病腎症は，高血糖による糖尿病性細小血管合併症の1つです．高血糖による腎糸球体細胞の代謝異常により，タンパク尿・腎機能低下・高血圧・浮腫を発症します．透析導入に至る原因疾患の第1位を占めており，今後も増加することが予想されます.

糖尿病腎症は，早期に診断してその進行を抑制することがポイントとなります．モニタリングでは，血糖，HbA1cに加えて，尿タンパク，尿潜血，尿中の微量

アルブミン，血清尿素窒素（BUN），血清クレアチニン（Cr）にて腎機能を評価します.

BUN，Crが明確に増加（上昇）する前である早期に，診断しなければなりません．なぜなら，早期に糖尿病腎症を診断し，食事中塩分摂取制限，タンパク質摂取制限を行い，高血圧のコントロールを行えば，糖尿病腎症の進行は抑えられると考えられているためです.

● **糖尿病腎症**

❽グリコアルブミン	❾尿中微量アルブミン

❽グリコアルブミン（11〜16 %）

※（　）内は基準値

　グリコアルブミンは，糖の結合したアルブミンのことをいいます．採血時よりさかのぼること約2週間の血糖値の平均値を表すとされ，HbA1cよりも最近の血糖値の推移がわかるという利点があります．

　グリコアルブミンは，コントロール状態が変化する糖尿病患者さんの病態把握や糖尿病合併妊産婦などで早期に血糖コントロール状態の変化を把握したい場合には，HbA1cよりも有用です．

　HbA1cは貧血，腎障害，人工透析，肝障害があると見かけ上は低値を示す傾向があるため，人工透析中の糖尿病のコントロールには，グリコアルブミンのほうが有用と考えられます．

　正常では，グリコアルブミン値を3で割った数値がおおよそHbA1cに相当します．

❾尿中微量アルブミン（30 mg/日未満）

※（　）内は基準値

　尿中微量アルブミン（＝微量アルブミン尿）は，持続性タンパク尿に進行する可能性が高く，糖尿病腎症の予測因子です．

　微量アルブミン尿は，血管系の合併症である眼底の増殖性網膜症や心血管系疾患発症の予測因子と考えられています．

　糖尿病腎症では，早期から微量のアルブミンが尿に漏出しますが，通常の尿検査では検出できません．そのため，糖尿病腎症の早期発見に有用な検査として，糖尿病患者に定期的に実施されます．

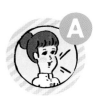

糖尿病の検査値では，
血糖測定は，迅速かつ簡便に行うことのできる，
糖尿病の日常診断において重要な検査です．
また，インスリン分泌指数は，インスリンの初期の追加分泌の
指標であり，糖尿病の初期からインスリンの初期分泌は
障害される傾向があります．
この他，合併症の糖尿病腎症の有無を確認するために，
グリコアルブミン，尿中微量アルブミンの検査なども行われます．

循環器疾患の検査値の見方・考え方

循環器疾患は，がんに次いでわが国の死因の大きな割合を占めています．代表的な循環器疾患として，脳の血管に由来する「脳血管疾患」と，心臓の血管に由来する「虚血性心疾患」があります．

1．虚血性心疾患の検査値について説明しよう！

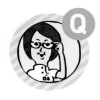

虚血性心疾患はどのような疾患ですか？

◆ 虚血性心疾患とは

「虚血」とは「血がない状態」のことです．つまり心臓に十分な血液が行き渡らない状態が「虚血性心疾患」です．

虚血性心疾患（IHD．狭心症，急性冠症候群）とは，高血圧や喫煙，脂質異常症などの原因により，心臓に栄養を送る血管である冠動脈が狭窄や閉塞することによって起きる疾患です．

生活習慣病などによって，長い期間をかけて冠動脈での粥腫（プラーク）形成が進行します．

虚血性心疾患の原因になる合併症（危険因子）としては，糖尿病（HbA1c，血糖値），脂質異常症（中性脂肪，LDLコレステロール値），高血圧，喫煙歴，肥満の有無にも注目しておきましょう．

とくに急性冠症候群は，劇的な胸部痛にはじまり，突然死の原因にもなる危険な疾患です．

心臓由来の痛みの感じ方はさまざまですが，反回神経を介して，首元から胸部や背部にかけて放散痛とよばれる痛みを呈します．そのため，歯の痛みや肩こりに似た筋肉の張りや違和感などとして症状が現れることがあるため，注意が必要です．

診断時には，12誘導心電図や心エコー検査のほかに，**心筋逸脱酵素（クレアチンキナーゼ[CK]，クレアチンキナーゼMB分画[CK-MB]）**に注目しながら，迅速に診断と治療を行う必要があります．

● 冠危険因子

疾患	生活習慣	家族性
・高血圧 ・動脈硬化 ・糖尿病/代謝異常 ・高脂血症/脂質異常症	・喫煙 ・ストレス ・運動不足 ・肥満	・遺伝(心筋梗塞,脳梗塞などの動脈硬化由来の既往) ・加齢 ・男性 ・閉経後の女性

● 冠動脈での粥腫(プラーク)形成

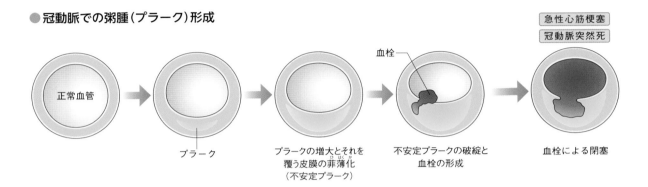

急性心筋梗塞
冠動脈突然死

正常血管 → プラーク → プラークの増大とそれを覆う皮膜の菲薄化(不安定プラーク) → 血栓　不安定プラークの破綻と血栓の形成 → 血栓による閉塞

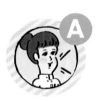

虚血性心疾患は,高血圧や喫煙,脂質異常症などの原因により,冠動脈での粥腫(プラーク)形成が進行し,狭窄や閉塞することによって起きる疾患です.
合併症(危険因子)としては,糖尿病(HbA1c,血糖値),脂質異常症(中性脂肪,LDLコレステロール値),高血圧,喫煙歴,肥満の有無にも注意します.

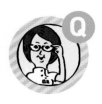

虚血性心疾患で重要な検査値は何ですか?

◆ 虚血性心疾患の重要な検査値

心筋梗塞の場合，壊死した心筋の細胞にある酵素やタンパク質が壊れ血液中に逸脱します．これらは「心筋傷害マーカー」といわれ，血液検査によって検出できます．それぞれの酵素やタンパクの値が上昇していれば心筋梗塞の可能性が高くなります．

心筋傷害マーカーは，発症から上昇までの時間や正常化までの時間にそれぞれの特徴があるため，診断のほか，治療の奏効を確認するうえで重要な検査項目となります．そのため，経時的に経過をみていく必要があります．

虚血性心疾患の診断は，血液検査と心電図の波形の結果で診断しますが，いずれの検査でもはっきりしない場合は心臓カテーテル検査が行われます．

● 心筋の傷害

❶CK(クレアチンキナーゼ)
❷CK-MB (クレアチンキナーゼMB分画)

❸トロポニンT，トロポニンI

❶CK(35〜164 IU/L)

※(　)内は基準値

筋肉(骨格筋や心筋，平滑筋)や脳に多く存在する酵素です．

これらの数値が上がることは，身体のどこかの筋肉や脳に破壊的な反応が起きている証明になります．

激しい運動の後や，筋ジストロフィー，多発性筋炎，脳梗塞などの疾患のときにも高値となりますが，心臓も横紋筋とよばれる筋肉のかたまりなので，心臓にダメージが及ぶときには高値となります．

❷CK-MB (7〜24 IU/L)

※(　)内は基準値

CKには複数の種類がありCKの上昇だけでは心臓由来の疾患か鑑別できません．そのため，心筋の特異性の高い項目として，CK-MBも同時に確認する必要があります．

CK-MBは心筋梗塞発生直後から増加し，心筋の壊死状況を知るために重要な情報になります．

❸トロポニンT (0.014 ng/mL以下(急性心筋梗塞時のカットオフ値0.100 ng/mL))，トロポニンI (0.040 ng/mL以下)

※(　)内は基準値

CK，CK-MBに対して，トロポニンは心筋の構成成分であり，手や足などの筋肉に含まれていない酵素になります．血液検査でトロポニンに高値の反応がみられた際には，早期に心臓由来の病気の診断につながります．

● 心筋梗塞

❹中性脂肪(TG：トリグリセライド)
❺HDL-C：HDLコレステロール(善玉)

❻LDL-C：LDLコレステロール(悪玉)

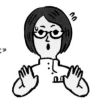

心筋梗塞の原因となる粥腫形成にかかわる中性脂肪（TG）やHDL-C（善玉コレステロール），LDL-C（悪玉コレステロール）の検査値も確認が必要です．

❹中性脂肪（50〜149 mg/dL）
❺HDL-C（男性40〜99 mg/dL，女性 40〜109 mg/dL）
❻LDL-C（70〜120 mg/dL）

※（　）内は基準値

　血管内膜に付着する粥腫（プラーク）の破綻が心筋梗塞の原因となります．これを**アテローム性血栓症**ともいいます．
　粥腫の元となるのがコレステロールであり，動脈硬化は粥腫が長いあいだ血管にへばりついて硬化したことによるものです．

　中性脂肪とLDLコレステロールの異常な増加，HDLコレステロールの異常な減少は粥腫の形成を増悪させる因子となります．

● **粥腫（プラーク）の破綻**

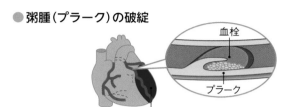

心室機能不全
（心室の動きが悪くなる）

● **高血糖**

❼随時血糖，空腹時血糖	❽HbA1c

❼血糖（早朝空腹時血糖 110 mg/dL 未満かつ食後（糖負荷後）2時間 140 mg/dL 未満）
❽HbA1c（4.6 〜 6.2 ％）

※（　）内は基準値

　糖尿病による高血糖状態が続くと，高血糖に伴う浸透圧の上昇で体液量が増加し，高血圧の悪化の要因となります．

　また，血中の中性脂肪の増加，HDLコレステロールの低下を引き起こします．
　糖尿病の3大合併症のうち網膜症や腎症は各臓器の微細血管障害により発症しますが，進行によっては冠動脈や脳動脈をはじめとした大血管の障害も引き起こす原因です．
　神経障害は，狭心症に伴う痛みの感じ方も鈍くしてしまい，気づいたときには重症化していることがあります．

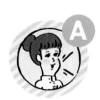

心筋梗塞では，壊死した心筋の細胞にある酵素やタンパク質が壊れ血液中に逸脱するため，❶CK（クレアチンキナーゼ），❷CK-MB（クレアチンキナーゼMB分画），❸トロポニンT，トロポニンIに注目します．とくに，❷CK-MBは心筋の壊死状況を知るために重要な情報になります．
その他，心筋梗塞の原因となる❹中性脂肪（TG）や❺HDL-C（善玉コレステロール），❻LDL-C（悪玉コレステロール），糖尿病と関連する❼随時血糖，空腹時血糖，❽HbA1cの検査値も確認します．

2. 大動脈解離の検査値について説明しよう！

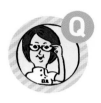

大動脈解離はどのような疾患ですか？

◆ 大動脈解離とは

大動脈は，心臓から全身へ血液を流す動脈の本管です．大動脈の壁は，その内側から内膜，中膜，外膜の三層で構成されています．大動脈解離は，動脈硬化や高血圧の影響を受けて，中膜が二層に剥離して二腔になった状態のことをいいます．

◆ 分類

解離する大動脈の部位により分類されています．Stanford（スタンフォード）分類とDeBakey（ドベーキ）分類があります．

Stanford分類は，上行大動脈に解離があるものとないもので区別されており，前者がA型，後者がB型と定められています．

DeBakey分類は，解離の範囲と入口部の位置によりⅠ型，Ⅱ型，Ⅲ型（a，b）に分類され，Ⅰ型は上行大動脈に亀裂があり，弓部大動脈より末梢に解離が及ぶもの，Ⅱ型は上行大動脈に解離が限局するもの，Ⅲ型は，下行大動脈に亀裂があるもので腹部大動脈に解離が及ばないものをⅢa型，腹部大動脈に解離が及ぶものをⅢb型と分類しています．

また，解離腔（偽腔）に血流があるものを偽腔開存型，偽腔が血栓で完全に閉塞しており血流のないものを偽腔閉塞型といいます．

A型解離は心臓に近い部位であり，生命の危機に直結するため，外科的治療の対象となります．B型解離は多くの場合，保存的治療が行われます．

● Stanford分類とDeBakey分類

Stanford分類	A型：上行大動脈に解離がある		B型：上行大動脈に解離がない	
解離の状態	入口部　解離範囲　横隔膜			
DeBakey分類	Ⅰ型 内膜の亀裂が上行大動脈に始まり，解離が下行大動脈に及ぶ	Ⅱ型 内膜の亀裂と解離が上行大動脈・弓部に納まる	Ⅲa型 内膜の亀裂が下行大動脈に始まり，解離が胸腔内に及ぶ	Ⅲb型 内膜の亀裂が下行大動脈に始まり，解離が横隔膜以下に及ぶ

● 大動脈解離のイメージ

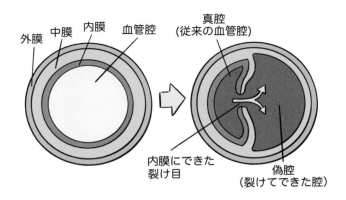

外膜　中膜　内膜　血管腔　真腔（従来の血管腔）

内膜にできた裂け目　偽腔（裂けてできた腔）

正常な大動脈　　大動脈解離

◆ **診断と症状**

　大動脈解離の診断には，胸部Ｘ線，造影CTなどの検査が行われます．

　解離した部位により重要臓器へつながる血管の狭窄や閉塞が起こることで，さまざまな症状を呈します．そのため，障害された部位とあわせて出現する可能性のある合併症も念頭におきながら，症状や採血データをみていくことが大切です．

大動脈解離とは，動脈硬化や高血圧の影響を受けて，三層構造の大動脈の壁のうち，中膜が二層に剥離して二腔になった状態のことをいいます．
解離する大動脈の部位により分類されています．

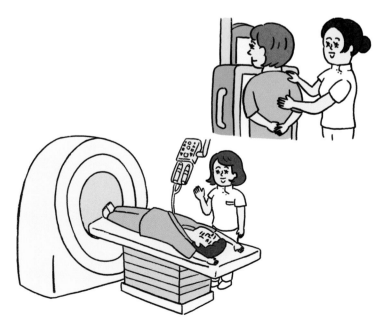

大動脈解離で重要な検査値は何ですか？

◆ 大動脈解離の重要な検査値

❶RBC（赤血球数），Hb（ヘモグロビン濃度），Ht（ヘマトクリット値）
❷BUN（血清尿素窒素），Cr（血清クレアチニン）
❸AST，ALT，γ-GTP
❹Dダイマー，FDP：フィブリノゲン/フィブリノゲン分解産物
❺血小板，Fibg：フィブリノゲン，PT（プロトロンビン時間）
❻CRP（C反応性タンパク），WBC（白血球数），LDH（乳酸脱水素酵素）
❼HDL-C（HDLコレステロール：善玉），LDL-C（LDLコレステロール：悪玉），TG（トリグリセライド）
❽血糖値，HbA1c

● 貧血所見

❶RBC（男性 427〜570万/μL，女性 376〜500万/μL）
　Hb（男性 13.5〜17.6 g/dL，女性 11.3〜15.2 g/dL）
　Ht（男性 39.8〜51.8 %，女性 33.4〜44.9 %）

※（　）内は基準値

出血による貧血の有無の確認のため重要です．

　偽腔の破裂による出血で，貧血となる危険性があるため，注意が必要です．

● 腎機能

❷BUN（8.0〜20.0 mg/dL）
　Cr（男性 0.6〜1.1 mg/dL，女性 0.45〜0.8 mg/dL）

※（　）内は基準値

動脈解離によって腎動脈の狭窄または閉塞が生じることにより急性腎不全を生じる可能性があります．

　入院時に異常がなくても解離に伴い異常値に転じるリスクがあるため，経過を追って観察します．

● 肝機能

❸AST（10〜40 IU/L）
　ALT（5〜42 IU/L）
　γ-GTP（男性 10〜80 IU/L，女性 10〜40 IU/L）

※（　）内は基準値

大動脈解離によって，肝不全を発症するおそれがあるため重要です．

　偽腔によって腹腔動脈が狭窄・閉塞して肝不全が生じる可能性があるため，注意が必要です．

● 血液凝固能

❹Dダイマー（1.0μg/mL以下）
　FDP（5.0μg/mL以下）

※（　）内は基準値

偽腔で血栓が形成されている場合に上昇します．

❺血小板（15〜45万/μL）
　Fibg（150〜400 mg/dL）
　PT（10〜13秒）

※（　）内は基準値

　偽腔で血栓が形成されるとそれを溶解しようとする働きが生じ，血小板，フィブリノゲン低下，PT値の延長といった所見がみられます．

● 炎症反応
❻CRP（0.30 mg/dL以下）
　WBC（3,900〜9,800/μL）
　LDH（120〜240 IU/L）

※（　）内は基準値

　大動脈壁の内膜に亀裂が生じて解離した後，外膜に好中球が浸潤し，その好中球がインターロイキン（IL-6）という炎症を引き起こすサイトカインを産生することで血管壁の破壊が進行し，炎症反応が上昇します．

● 脂質異常（動脈硬化の危険因子）
❼HDL-C（男性 40〜99 mg/dL，女性 40〜109 mg/dL）
　LDL-C（70〜120 mg/dL）
　TG（50〜149 mg/dL）

※（　）内は基準値

　大動脈解離の誘因の1つとして動脈硬化があげられ，その誘因として脂質異常症があります．

　血液検査ではHDL-Cの低下，LDL-Cの上昇，TGの上昇が認められます．

● 糖代謝異常（動脈硬化の危険因子）
❽血糖値（140 mg/dL未満）
　HbA1c（4.6〜6.2％）

※（　）内は基準値

　脂質異常症と同様に動脈硬化の危険因子として，糖代謝異常があげられます．糖代謝異常は放置すると糖尿病へ進展する危険性があり，注意が必要です．

　糖代謝異常の所見として血糖値（随時血糖，空腹時血糖）の上昇や，HbA1cの上昇が認められます．

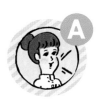

大動脈解離の検査値では，
貧血所見のRBC（赤血球数），Hb（ヘモグロビン濃度），Ht（ヘマトクリット値）は，出血による貧血の有無の確認のため重要です．
腎機能は，大動脈解離によって，急性腎不全を発症する
おそれがあるため注目します．

3. 深部静脈血栓症の検査値について説明しよう！

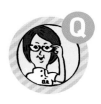

深部静脈血栓症はどのような疾患ですか？

◆ 深部静脈血栓症とは

体表から離れた下肢，および骨盤内などの深部静脈に血栓が生じた状態を深部静脈血栓症（DVT）といいます．

この深部静脈血栓が遊離して静脈血流に乗り肺に運ばれ，肺動脈を閉塞することにより呼吸循環障害を生ずる病態を肺血栓塞栓症（PTE）といいます．

DVTとPTEは連続した一つの病態であり，両者をあわせて「静脈血栓塞栓症（VTE）」と称します．

DVT：deep vein thrombosis，深部静脈血栓症
PTE：pulmonary thromboembolism，肺血栓塞栓症
VTE：venous thromboembolism，静脈血栓塞栓症

◆ 原因

血流が停滞すると，活性化された凝固因子が洗い流されたり希釈されたりしづらいため，静脈血栓ができやすくなります．大きな手術・外傷・熱傷など内皮細胞が活性化するような病態，播種性の悪性疾患や心筋梗塞など血液の凝固能を亢進させるような疾患や病態で，血栓は形成されやすくなります．

そのほか，中心静脈カテーテルの挿入・留置やカテーテル検査などの処置，股関節手術などの骨盤腔内・下肢に関する手術のように，直接的に血管内皮の障害を生じさせる場合にもVTEは生じます．

このような，VTEの誘発因子である，血流うっ滞・血管壁の損傷・凝固能の亢進というウィルヒョウの三徴（表1）を注意して観察し，検査値をみていくことが必要です．

● 表1　VTEの3大誘発因子

	血流うっ滞	血管内皮障害	凝固能亢進
先天性		高ホモシステイン血症	アンチトロンビン欠損症，プロテインC欠損症，プロテインS欠損症，プラスミノゲン異常症，異常フィブリノゲン血症，第XII因子欠乏，組織プラスミノゲン活性化因子インヒビター増加，トロンボモジュリン異常，活性化プロテインC抵抗性，プロトロンビン遺伝子の点変異
後天性	長期臥床，肥満，妊娠，心疾患（うっ血性心不全，慢性心不全），全身麻酔，下肢麻痺，下肢ギプス包帯固定，下肢静脈瘤	各種手術，外傷，骨折，中心静脈カテーテル挿入，カテーテル検査・治療，血管炎，抗リン脂質抗体症候群，高ホモシステイン血症	悪性疾患，各種手術，外傷，骨折，熱傷，薬物（経口避妊薬，エストロゲン製剤など），心筋梗塞，感染症，ネフローゼ症候群，多症性腸疾患，骨髄増殖性疾患，多血症，発作性夜間血色素尿症，抗リン脂質抗体症候群，脱水

◆ 分類

深部静脈血栓症は中枢型と末梢型の2型に分類されます.

解剖学的に下大静脈は,脊柱の右側を走行しています.左下肢の深部静脈である左総腸骨静脈は,下大静脈に合流する際に,腰椎を乗り越える部位で物理的に圧迫されます. 左総腸骨静脈の上側(腹側)にある右総腸骨動脈や,腹腔内臓器による左総腸骨静脈の圧迫で生じるものを,**腸骨圧迫症候群**といいます.

● 表2 深部静脈血栓症の分類

1)中枢型
・早期に中枢静脈を閉塞し,下肢の腫脹や疼痛など臨床症状を伴う. また,末梢側に血栓が進展する (1)腸骨型:骨盤内腫瘍や妊娠による血管の圧迫,腸骨静脈圧迫症候群など (2)大腿型:中心静脈カテーテル留置による血管損傷など
2)末梢型
・血栓の閉塞による臨床症状が出現しにくく,中枢側にむけて血栓が進展する. そのため,PTEとの関連が強いと考えられ,周手術期にはとくに注意が必要. (1)下腿型:臥床による血流うっ滞など

◆ 症状

下肢の腫脹・疼痛・圧痛・発赤が特徴的な所見で,中枢型(腸骨型・大腿型)では三大症候である腫脹,疼痛,色調変化が認められます.

Homan's sign	腓腹部の圧痛や,膝を伸ばした状態で足関節を素早く背屈したときに腓腹部痛が生じる
Pratt's sign	腓腹部をつかむと,痛みが増強する
Luke's sign	立位により腓腹部痛が増強する
Lowenberg's sign	低圧で加圧することで腓腹部痛が生じる

● Homan's sign
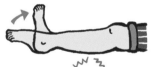
足関節の背屈による腓腹部痛

● Pratt's sign
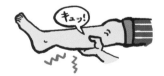
腓腹部をつかむと痛みが増強する

深部静脈血栓症(DVT)は,静脈内で形成された血栓による病態,もしくは血栓が遊離し塞栓化して,他臓器を傷害する一連の病態です.
肺血栓塞栓症(PTE)とともに総称して静脈血栓塞栓症(VTE)とよばれます.

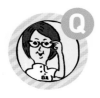 **Q** 深部静脈血栓症で重要な検査値は何ですか？

◆ 深部静脈血栓症の重要な検査値

❶ Dダイマー，FDP：フィブリノゲン／フィブリノゲン分解産物

❷ TAT（トロンビン・アンチトロンビンⅢ複合体），

❸ PT（プロトロンビン時間），PT-INR（プロトロンビン時間 国際標準化比），APTT（活性化部分トロンボプラスチン時間）

❹ Fibg（フィブリノゲン定量）

❺ プロテインC活性，プロテインS活性，ATⅢ（ア

ンチトロンビンⅢ活性）

❻ LAC（ループスアンチコアグラント定性），抗カルジオリピン抗体，抗カルジオリピンβ_2グリコプロテインI抗体

❼ BUN（血清尿素窒素），Cr（血清クレアチニン），eGFR（推算糸球体濾過量）

❽ WBC（白血球数），CRP（C反応性タンパク）

● 血液凝固能
❶ Dダイマー（1.0 μg/mL以下）
FDP（5.0 μg/mL以下）

※（ ）内は基準値

　DダイマーとFDPは，身体のなかのどこかで血栓が形成されると上昇します．そのため，DダイマーとFDPが上昇していなければ，血栓の形成は否定されます．

　DダイマーとFDPが上昇している場合には，血栓形成を疑って画像診断を行います．DダイマーとFDPが上昇しているからといって，VTEを診断することはできません．

　DダイマーとFDPは，確定診断には用いられませんが，**血栓の形成をスクリーニングする検査値**としては非常に有用です．FDPとDダイマーは検査結果が同じように推移しますが，病態によっては検査結果の推移が一致しない場合もあります．

● 血液凝固能
❷ TAT（4 ng/mL）

※（ ）内は基準値

　TATはトロンビンとアンチトロンビンが1：1結合した複合体で，凝固活性化の程度を評価することができます．

　TATが上昇している場合，血栓症を疑います．

● 血液凝固能
❸ PT（10〜13秒）
PT-INR（0.85〜1.15）
APTT（24.3〜36秒）

※（ ）内は基準値

　PTは外因系の凝固能を判断する検査です．肝不全，凝固因子欠乏症，ワルファリンカリウムの内服などで延長します．

　PT-INRは，PTを国際的に標準化した数値に置き換えたものです．主にワルファリンカリウムの内服量を調整する際に用いることが多いです．

　APTTは内因系の凝固能を判断する検査です．PT/PT-INRとともに出血傾向を判断する場合に用いられますが，ヘパリンによる影響を受けて検査結果が変化します．そのため，主にヘパリンの投与量を調整する際に用いることが多いです．

● 血液凝固能
❹ Fibg（150〜400 mg/dL）

※（ ）内は基準値

　フィブリノゲンが基準値以下ということは，血液が固まりにくく，止血がされにくい状態であることが考えられます．

反対に，基準値を超えている場合は，血栓ができやすい状態であることが考えられます．

● 血栓傾向
❺プロテインC活性（（女性）56〜126 %）
　プロテインS活性（64〜146 %）
　ATⅢ（81〜123 %）

※（　）内は基準値

　プロテインC・プロテインS・ATⅢの検査結果が基準値以下ということは，血液凝固反応を阻害することが不十分な状態であることを示します．そのため，血栓傾向になりやすい状態であるといえます．

　ATⅢは単にアンチトロンビン（AT）と称することも多いです．先天的な疾患として，日本で頻度が高いといわれる，プロテインC欠損症，プロテインS欠損症，アンチトロンビン欠損症があります．これらは血栓傾向を引き起こし，VTEの原因となる病態となるため，注意が必要です．

● 血栓傾向
❻LAC（1.3未満）
　抗カルジオリピン抗体，抗カルジオリピンβ₂グリコプロテインI抗体（3.5 U/mL未満）

※（　）内は基準値

　抗リン脂質抗体症候群は，血液中に抗リン脂質抗体という自己抗体が出現することで，血液凝固能が亢進してしまう病態です．血液凝固能が亢進するため，動脈・静脈ともに血栓症を生じさせます．VTEの原因となる病態として，注意が必要です．

● 腎機能
❼BUN（8.0〜20.0 mg/dL）
　Cr（男性 0.6〜1.1 mg/dL，女性 0.45〜0.8 mg/dL）
　eGFR（90 > GFR ≧ 60 が正常または軽度低下）

※（　）内は基準値

　BUN・Cr・eGFRの結果から，腎機能の評価をします．eGFRは推算式のため，年齢や体格によって腎機能を過大に評価してしまう可能性があります．高齢で体格が小柄な方はとくに，eGFRが実際の腎機能よりも高く評価され，腎機能低下の程度が過小評価される可能性があるため，検査結果を評価する際には注意が必要です．

　このほか，Hbの検査結果から想定して，Htが40％以上の高値になっている場合は，多血症や脱水などで血液が濃縮された状態になっている可能性があるため，腎機能とあわせて経過をみていきます．

● 炎症反応
❽WBC（3,900〜9,800 / μL）
　CRP（0.30 mg/dL以下）

※（　）内は基準値

　VTEに特異的な検査ではありませんが，炎症や感染，悪性腫瘍などがある場合に上昇します．VTEでは静脈の炎症で血栓が生じる，または，血栓が形成されることで静脈に炎症を生じることもあるため，炎症反応は経過を追って推移を観察していきます．

　悪性腫瘍や，膠原病などの炎症を引き起こすような病態はVTEの危険因子にあげられます．そのため，VTEを生じ，血液検査値から炎症反応が上昇していたり，炎症反応の高値が持続している場合には，悪性腫瘍や免疫疾患がないか注意することが必要です．

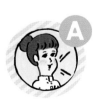

A　深部静脈血栓症の検査値では，血液凝固能のDダイマーとFDPは，血栓の存在を否定する検査として非常に重要です．
VTEは脱水により血液が濃縮して発生する場合もあるため，腎機能にも注意が必要です．

引用・参考文献

1）日本消化器内視鏡学会：消化器内視鏡ガイドライン．第3版，医学書院，2006．
2）急性膵炎診療ガイドライン2015改訂出版委員会編：急性膵炎診療ガイドライン2015．第4版，
　　http://suizou.org/APCGL2010/APCGL2015.pdf（2021年4月1日閲覧）
3）金田遼ほか：消化器疾患急性膵炎．内科救急のファーストタッチ疾患編．診断と治療，102（増刊号）：278 〜 284，2014．
4）小川恒由ほか：急性膵炎の診断と初期治療．岡山医学会雑誌，121：199 〜 203，2009．
5）亀井敬子ほか：急性膵炎における感染対策と予防的抗菌薬の意義．膵臓，29：189 〜 195，2014．
6）猪子森明：不安定狭心症．急性心筋梗塞（AMI）．HEART nursing 2017年春季増刊 循環器の病気ずかん（木原康樹 監修），p.12 〜 26，メディカ出版，2017．
7）黒澤博身 監：全部見える循環器疾患．成美堂出版，2012．
8）日本循環器学会ほか：大動脈瘤・大動脈解離診療ガイドライン（2011年改定版），2011．
9）医療情報科学研究所 編：病気がみえる Vol.2 循環器，第3版，メディックメディア，2010．
10）3学会合同呼吸療法認定士認定委員会 編：第14回 3学会合同呼吸療法認定士 認定講習会テキスト，2009．
11）道又元裕 編：ICU ディジーズ クリティカルケアにおける看護実践．改訂第2版，学研メディカル秀潤社，2014．
12）道又元裕 監：ICU ビジュアルナーシング 見てできる臨床ケア図鑑．学研メディカル秀潤社，2014．
13）呂彩子：2. 病態．周術期深部静脈血栓 / 肺血栓塞栓症（瀬古憲正ほか編），p.10 〜 20，克誠堂出版，2013．
14）肺血栓塞栓症 / 深部静脈血栓症（静脈血栓塞栓症）予防ガイドライン作成委員会：肺血栓塞栓症 / 深部静脈血栓症（静脈血栓塞栓症）予防ガイドライン．p.6，メディカルフロントインターナショナルリミテッド，2004．
15）日本循環器学会ほか：肺血栓塞栓症および深部静脈血栓症の診断，治療，予防に関するガイドライン（2009年改訂版）．循環器病の診断と治療に関するガイドライン（2008年度合同研究班報告），p.44，2009．
16）牧野晃子：血液生化学検査．ICU ナースの検査値の読み方（道又元裕 監），p.14 〜 19，日総研出版，2014．
17）SRL 総合検査案内，株式会社エスアールエス．http://test-guide.srl.info/hachioji/（2021年4月1日閲覧）
18）折井正博：深部静脈血栓症（DVT）．病気がみえる Vol.2 循環器，第3版（医療情報科学研究所 編），p.274 〜 277，メディックメディア，2010．
19）医学情報科学研究所 編：病気がみえる Vol.5 血液，メディックメディア，2008．
20）医学情報科学研究所 編：病気がみえる Vol.6 免疫・膠原病・感染症，メディックメディア，2009．
21）大谷秀雄ほか：静脈血栓症．Nursing Selection ③ 循環器疾患（友池仁暢ほか監），p.223 〜 228，学研メディカル秀潤社，2003．
22）永井利幸ほか：国循 CCU 発‼現場力 up！実践レクチャー ナースのための直感でとらえる循環器疾患総要点 step17 急性肺血栓塞栓症〜早期診断が患者さんを救う‼〜．HEART nursing，27（11）：53 〜 60，メディカ出版，2014．
23）稲葉 裕ほか：あなたのケアで防げる！とことんわかりやすい！深部静脈血栓症のすべて．〈1〉とことんわかりやすい！深部静脈血栓症の病態生理 Q&A.
24）朝倉英策：特集 救急・集中治療における凝固・線溶異常と対策．各種凝固・線溶マーカーと読み解き方．ICU と CCU，40（3）：161 〜 169，医学図書出版，2016．
25）梅村穣ほか：特集 救急・集中治療における凝固・線溶異常と対策．集中治療における DIC 対策．ICU と CCU，40（3）：181 〜 192，医学図書出版，2016．

索引

説明できる　検体検査・生体検査

2021年6月5日　初　版　第1刷発行

編　　集	Nursing Canvas 編集室
発 行 人	小袋　朋子
編 集 人	増田　和也
発 行 所	株式会社 学研メディカル秀潤社
	〒141-8414　東京都品川区西五反田2-11-8
発 売 元	株式会社 学研プラス
	〒141-8415　東京都品川区西五反田2-11-8
印刷・製本	凸版印刷株式会社

この本に関する各種お問い合わせ
【電話の場合】
●編集内容については Tel 03-6431-1237(編集部)
●在庫については Tel 03-6431-1234(営業部)
●不良品(落丁，乱丁)については Tel 0570-000577
　学研業務センター
　〒354-0045 埼玉県入間郡三芳町上富 279-1
●上記以外のお問い合わせは
　学研グループ総合案内 0570-056-710(ナビダイヤル)
【文書の場合】
〒141-8418 東京都品川区西五反田2-11-8
　　学研お客様センター
　　『説明できる　検体検査・生体検査』係

　本書に記載されている内容は，出版時の最新情報に基づくとともに，臨床例をもとに正確
かつ普遍化すべく，著者，編者，監修者，編集委員ならびに出版社それぞれが最善の努力を
しております．しかし，本書の記載内容によりトラブルや損害，不測の事故等が生じた場合，
著者，編者，監修者，編集委員ならびに出版社は，その責を負いかねます．
　また，本書に記載されている医薬品や機器等の使用にあたっては，常に最新の各々の添付
文書や取り扱い説明書を参照のうえ，適応や使用方法等をご確認ください．

株式会社 学研メディカル秀潤社